CASOS CLINICOS PARA APRENDER, REPASAR Y FIJAR CONCEPTOS
En Urgencias y Atención Primaria

MEDICINACERO.COM

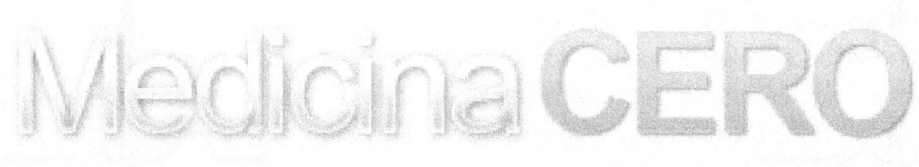

La información prestada en esta obra es material informativo y no pretende servir de diagnóstico, prescripción o tratamiento de cualquier tipo de enfermedad o dolencia.

Esta información no sustituye la consulta con un médico, especialista o cualquier otro profesional competente del campo de la salud. El contenido de la obra debe considerarse simplemente educativo. Los autores están exentos de toda responsabilidad sobre daños y prejuicios, pérdidas o riesgos, personales o de cualquier otra índole, que pudieran producirse por el mal uso de la información aquí proporcionada.

CASOS CLINICOS PARA APRENDER, REPASAR Y FIJAR CONCEPTOS En

Urgencias y Atención Primaria

Gracias a todos los compañeros que han hecho posible este libro y a los pacientes que han inspirado nuestros párrafos.

COLABORADORES (por orden de aparición)

Nuria Calvo Mijares, F.E.A. de Medicina Interna

Francisco Rafael Francisco González, Médico Interno Residente en Medicina Familiar y Comunitaria

Laura Velasco Arjona, F.E.A. de Medicina Interna

Cristina Ferrer Rubio, Médico especialista en Medicina Familiar y Comunitaria

Javier González Rodríguez, Médico especialista en Medicina Familiar y Comunitaria

Héctor Mercado Castillo, Enfermero 061

Soraya Rodríguez Marcos, Médico especialista en Medicina Familiar y Comunitaria

Blanca Morro Cuenca, Enfermera

Laura Agüeros González, Enfermera

Paz López Alonso Abaitua, Médico Interno Residente en Medicina de Familia y Comunitaria

Najoua Guelai, Médico Interno Residente en Medicina de Familia y Comunitaria

Carmen Fuentes Sainz, Médico especialista en Medicina Familiar y Comunitaria

Marta Boada Díaz de Terán, Médico especialista en Medicina Familiar y Comunitaria

Ana Machín Mahave, FEA Oftalmología

Carlos Fernández Galache, Médico especialista en Medicina Familiar y Comunitaria

Amaia Muñecas Cuesta, Médico especialista en Medicina Familiar y Comunitaria

Yago Muñecas Cuesta, Enfermería del SUMMA Madrid.

Almudena López Pérez, Enfermería del Servicio Madrileño de salud

Ana Arroyo Soto, Médico especialista en Medicina Familiar y Comunitaria

Yusimy Izaguirre Martínez, Médico especialista en Medicina Familiar y Comunitaria

CASOS CLINICOS PARA APRENDER, REPASAR Y FIJAR CONCEPTOS

AMILOIDOSIS CARDIACA

Nuria Calvo Mijares, F.E.A. de Medicina Interna

FRACTURA INSTRACAPSULAR DE CADERA IZQUIERDA

Francisco Rafael Francisco González, Médico Interno Residente en Medicina Familiar y Comunitaria

EXANTEMA EN PACIENTE CON FIEBRE Y ODINOFAGIA

Laura Velasco Arjona, F.E.A. de Medicina Interna

SINDROME DE HAMMAN

Francisco Rafael Francisco González, Médico Interno Residente en Medicina Familiar y Comunitaria

MASTITIS SUBAGUDA, ¿SABEMOS LO SUFICIENTE?

Cristina Ferrer Rubio, Médico especialista en Medicina Familiar y Comunitaria

Javier González Rodríguez, Médico especialista en Medicina Familiar y Comunitaria

Héctor Mercado Castillo, Enfermero 061

EMERGENCIA HIPERTENSIVA, ¿CÓMO DEBEMOS ACTUAR?

Soraya Rodríguez Marcos, Médico especialista en Medicina Familiar y Comunitaria

Blanca Morro Cuenca, Enfermera

Laura Agüeros González, Enfermera

Ana Arroyo Soto, Médico especialista en Medicina Familiar y Comunitaria

DISNEA, SINCOPE Y FIBRILACIÓN AURICULAR, ¿QUÉ NO SE NOS PUEDE PASAR?

Soraya Rodríguez Marcos, Médico especialista en Medicina Familiar y Comunitaria

Blanca Morro Cuenca, Atención Primaria

Laura Agüeros González, Enfermera

Ana Arroyo Soto, Médico especialista en Medicina Familiar y Comunitaria

DICLOFENACO, HIPOTENSIÓN y SHOCK

Soraya Rodríguez Marcos, Médico especialista en Medicina Familiar y Comunitaria

Blanca Morro Cuenca, Atención Primaria

Laura Agüeros González, Enfermera

Ana Arroyo Soto, Médico especialista en Medicina Familiar y Comunitaria

CETOACIDOSIS DIABETICA

Paz López Alonso Abaitua, *Médico Interno Residente en Medicina Familiar y Comunitaria*

GLIOMATOSIS CEREBRI, DIAGNOSTICO DIFERENCIAL CON ICTUS SUBAGUDO

Najoua Guelai, Médico Interno Residente en Medicina Familiar y Comunitaria

DOCTOR, NO VEO, PERO VEO RATAS

Carmen Fuentes Sainz, Médico especialista en Medicina Familiar y Comunitaria

HERPES ZOSTER

Laura Velasco Arjona, *F.E.A. de Medicina Interna*

IMPÉTIGO CONTAGIOSO

Laura Velasco Arjona, *F.E.A. de Medicina Interna*

LA ANEMIA

Paz López Alonso Abaitua, *Médico Interno Residente en Medicina Familiar y Comunitaria*

MIELOPATIA DE ORIGEN ISQUÉMICO

Nuria Calvo Mijares, F.E.A. de Medicina Interna.

NEUMOTÓRAX ESPONTÁNEO

Nuria Calvo Mijares, F.E.A. de Medicina Interna.

NO TODO DOLOR LUMBAR ES OSTEOMUSCULAR

Marta Boada Díaz de Terán, Médico especialista en Medicina Familiar y Comunitaria

NO TODO SON LUMBALGIAS E ITUS EN URGENCIAS

Marta Boada Díaz de Terán, Médico especialista en Medicina Familiar y Comunitaria

SÍNCOPE

Paz López Alonso Abaitua, *Médico Interno Residente en Medicina Familiar y Comunitaria*

SINDROME DE EKBOM (DELIRIO DE PARASITOSIS)

Carmen Fuentes Sainz, Médico especialista en Medicina Familiar y Comunitaria

TROMBOSIS VENOSA PROFUNDA: DIAGNÓSTICO SEGÚN EL MODELO CLÍNICO PREDICTIVO

Najoua Guelai, Médico Interno Residente en Medicina Familiar y Comunitaria.

HEMORRAGIA SUBCONJUNTIVAL ¿BANALIDAD O TRAMPA?

Contenido

AMILOIDOSIS CARDIACA

Autor: Nuria Calvo Mijares

RESUMEN

Amiloidosis hace referencia al depósito extracelular de fibrillas anormales insolubles compuestas por diferentes subunidades de bajo peso molecular (entre 5 y 25 kDa). Estos depósitos proceden de proteínas solubles que, tras sufrir cambios conformacionales, adoptan una estructura predominante de hoja plegada beta alineada de forma antiparalela.

Anatomopatológicamente, los depósitos amiloides aparecen como material hialino que se tiñe con rojo Congo (dando refringencia verde bajo luz polarizada), tioflavina T (produciendo una intensa fluorescencia amarillo-verdosa) y azul Alcián (tinción verde)

El depósito en cantidades suficientes puede provocar un deterioro de la función normal del órgano afecto.

PALABRAS CLAVE.: Amiloidosis cardiaca. Precursor amiloide.

INTRODUCCIÓN

La causa de la producción de amiloide y de su depósito en los tejidos es desconocida.

El término amiloidosis cardiaca hace referencia a la afección cardiaca como consecuencia del depósito amiloideo en el tejido cardiaco, ya sea en el contexto de una afección sistémica (como es más frecuente) o de una forma localizada.

Sólo algunos de los precursores amiloidóticos producen afección cardiaca y su variada naturaleza hace que reconocerla y tratarla sea una tarea complicada.

CASO CLÍNICO

Se trata de un paciente de 88 años sin alergias conocidas, diagnosticado de hipertensión, diabetes mellitus tipo2 y EPOC severo con enfermedad intersticial pulmonar difusa con patrón de panalización en bases.

Acude al servicio de urgencias por varios días de disnea progresiva hasta hacerse de reposo. Dos días antes había iniciado tratamiento con Oseltamivir tras confirmación por virus de la gripeA, se añade tratamiento antibiótico por sobreinfección bacteriana

A los tres días consulta de nuevo por clínica de tos productiva con expectoración verdosa, decaimiento y disnea mayor de lo habitual, sin fiebre ni otra clínica asociada.

A la exploración física: TA 140/89, FC 125 lpm, Tª36.3ºC , SatO2 95%. Consciente. Orientado. Eupneico en reposo.CYC: discreta ingurgitación yugular. Tórax: AC arrítmico con tonos apagados. AP hipoventilación global con crepitantes finos bibasales. Abdomen: anodino. EEII: edemas con fóvea hasta rodilla. Sin datos deTVP.

En pruebas complementarias destaca:

Hemograma: leucocitos 18.600 con granulocitosis.

Bioquímica: Glucosa 130, Urea 167, Creatinina 1.6, Sodio 124. BNP 336.

GSA: normal.

Rx tórax: tractos fibrosos, infiltrado bilateral micronodular de predominio en bases, similar a previas

 ECG: fibrilación auricular a 128 lpm sin alteraciones de la repolarización.

Antes estos hallazgos el paciente ingresa con el diagnóstico de infección respiratoria. Durante el ingreso y con el tratamiento antibiótico el paciente experimenta una evolución tórpida, mejorando de su infección respiratoria pero entrando en insuficiencia cardiaca refractaria al tratamiento y presentado episodios de hipotensión al intentar optimizar el mismo para forzar diuresis. Se repite BNP que resulta ser de 1325 y se decide realizar Eco cardiograma objetivándose: hipertrofia concéntrica moderada- severa de VI. FEVI 45 %. Signos indirectos de aumento de PAP. Imágenes de infiltración cardiaca sugestivos de infiltración amiloide (probablemente senil).Dada al edad del paciente y su situación clínica se decidió no realizar estudios invasivos.

Posteriormente el paciente ha ingresado en varias ocasiones por episodios de descompensación cardiorrespiratoria con difícil manejo y precisando dosis altas de diurético y ajuste de su FC.

JUICIO DIAGNOSTICO:

Se trata de una insuficiencia cardiaca refractaria al tratamiento con ecocardiograma sugestivo de amiloidosis cardiaca, probablemente senil. Además de una FA de reciente diagnóstico.

DISCUSIÓN Y CONCLUSIÓN:

Hay varias formas principales de amiloidosis. Los principales tipos de amiloidosis vistos en centros de referencia terciarios y servicios médicos de hospitalización son los tipos AA (secundario) y AL (primaria). Existen otros tipos de amiloide que son clínicamente importantes, unos más comunes y otros raros.

Aunque varios tipos de amiloide pueden infiltrar el corazón, sólo la variedad senil, la secundaria (AA), la primaria (AL) y algunas formas de las hereditarias (ATTR, AApoA-I y AFib) pueden producir clínica cardiovascular significativa.

Hablaremos brevemente de alguna de ellas.

Amiloidosis AL

Causada por una discrasia de células plasmáticas, debido al depósito de proteínas derivadas de fragmentos de cadena ligera de inmunoglobulina Aparece normalmente por encima de los 50 años. Con ligero predominio en varones. En el 90% de los casos hay depósitos cardiacos, pero sólo el 50% de los pacientes presentan síntomas o signos de afección cardiaca en el momento del diagnóstico. La afección cardiaca marca el pronóstico, con una mediana de supervivencia total de 13 meses, que baja a 4 meses sin tratamiento si ya hay signos de insuficiencia cardiaca (IC) en el momento del diagnóstico.

Amiloidosis AA

Es una complicación potencial de enfermedades crónicas en las que hay una inflamación en curso o recurrente que provoca la producción de amiloide sérico A, un reactante de fase aguda, que puede formar depósitos de amiloide. La afetación cardiaca es rara (5%), y si la hay, es leve.

Amiloidosis hereditarias

Autosómicas dominantes por depósito de proteínas mutadas. De las distintas amiloidosis hereditarias sólo la apolipoproteína A-I, el fibrinógeno A y la transtiretina pueden depositarse en el corazón. Esta última es la más frecuente.

Amiloidosis senil

Es excepcional por debajo de los 60 años y puede alcanzar una prevalencia de hasta un 25-36% por encima de los 80 años. Afecta casi exclusivamente a varones y, a diferencia de otras formas de amiloidosis, la afección de otros órganos es excepcional. Pese a la avanzada edad de los pacientes y la gran infiltración cardiaca, la IC es de más fácil control y su mediana de supervivencia es de 75 meses, muy superior a la de otros tipos de amiloidosis. En cualquier caso, la muerte de estos pacientes suele estar en relación con la progresión de la IC y la aparición de arritmias.

Las manifestaciones clínicas más frecuentes en la amiloidosis cardíaca son la insuficiencia cardíaca congestiva, la hipotensión ortostática, el síncope y el angor con coronarias normales. También pueden aparecer arritmias aunque son menos frecuentes.

El patrón infiltrativo cardiaco es similar en todas ellas y puede afectar tanto a la función contráctil como al flujo vascular y a la conducción eléctrica.

En las fases iniciales, los depósitos producen una disfunción diastólica leve, pero según progresan se produce un engrosamiento de las paredes, con empeoramiento de la relajación y la distensibilidad del ventrículo. En las fases más avanzadas se produce una fisiología restrictiva y una dilatación importante de las aurículas. Según progresa la enfermedad, se produce necrosis de los miocitos (en parte por efecto tóxico directo del amiloide) y desarrollo de fibrosis intersticial. Finalmente como resultado de todos estos fenómenos, puede haber deterioro de la función sistólica.

La sospecha clínica a través de la historia y de las manifestaciones clínicas es el primer paso para identificar la amiloidosis. En algunos pacientes se sugiere la presencia de amiloidosis a través de hallazgos en pruebas de imagen. Alguna de las técnicas que se pueden emplear son el ECG, aunque solo el 46% de los pacientes presentan el hallazgo clásico de bajos voltajes, los signos electrocardiográficos de hipertrofia ventricular se observan solo en el 16% de los pacientes y aproximadamente un 76% no presentan alteraciones de la conducción.

En el ecocardiograma el hallazgo más precoz es el engrosamiento de la pared ventricular izquierda con evidencia de disfunción diastólica asociada. El patrón granular del miocardio se ha propuesto como un signo propio de esta entidad, aunque con una utilidad muy limitada.

La resonancia magnética (RM) permite una caracterización morfológica excelente (especialmente útil cuando hay limitaciones técnicas en las imágenes ecocardiográfica), con alta reproducibilidad y la ventaja añadida de permitir el estudio mediante la técnica de realce tardío con gadolinio.

La confirmación del diagnóstico de amiloidosis cardiaca requiere la demostración de depósito amiloide en una biopsia que no tiene que ser necesariamente cardiaca. Existen otros tejidos más accesibles y cuya sensibilidad es muy aceptable, como son la mucosa rectal (sensibilidad del 75-85%) o el aspirado de grasa abdominal (84-88%).

El tratamiento de la amiloidosis cardiaca se basa: por un lado, en el tratamiento de los síntomas cardiacos y, por otro, en el de la enfermedad de base productora de la proteína amiloidótica.

PREGUNTAS TIPO TEST

1 ¿Cuáles son los tipos de amiloidosis más frecuentes en los centros de referencia terciarios?

a. Amiloisis senil

b. Amilodosis AA

c. Amiloidosis AL

d. B y C

2. ¿Cuál es la prueba de confirmación de la amiloidosis?

a. RMN

b. Ecocardiograma

c. Tinción rojo Congo

d. Biopsia

3. ¿Cuál de las siguientes afirmaciones no es cierta respecto a la amiloidosis senil?

a. Es excepcional por debajo de los 60 años.

b. Afecta exclusivamente a varones

c. Su prevalencia por encima de los 80 años es superior al 25 %

d. La mortalidad de los pacientes suele estar en relación con la progresión de la IC y la aparición de arritmias.

4. ¿Cuál de las siguientes afirmaciones es falsa?

a. En fases iniciales de la amiloidosis cardiaca se produce una disfunción sistólica leve

b. La confirmación de amiloide en la mucosa rectal tiene una sensibilidad es muy aceptable.

c. Entre las manifestaciones clínicas más frecuentes en la amiloidosis cardíaca se encuentran la insuficiencia cardiaca y el angor con coronarias normales.

d. Solo algunos precursores amiloidóticos producen afección cardiaca.

BIBLIOGRAFÍA

Manual Merck de diagnóstico y tratamiento. 10 ed. España: 1999. p. 218—220.

Amiloidosis. También una enfermedad del corazón. Pablo García-Pavía, María Teresa Tomé-Esteban, Claudio Rapezzi. Rev Esp Cardiol. 2011;64:797-808

Amiloidosis cardiaca. Mauricio Duque, MD.; Jorge E. Velásquez, MD.; Jorge E. Marín, MD.; Julián M. Aristizábal, MD.; Vladimir Astudillo, MD.; Jorge E. Marín, MD.; Luis E. Medina, MD.; Edgardo González, MD.; Laura Duque, Estudiante de Medicina; William Uribe, MD. Revista Colombiana de Cardiología Vol. 16, nº3

Amiloidosis cardíaca primaria en un paciente con hipertensión arterial sistémica y miocardiopatía hipertensiva. G. Rojo Marcos, L. Bragado Martínez, F.J. García Segovia, M. Velo Plaza. Rev Clin Esp.2008;208:61-2

SOLUCIONES: 1.d, 2.d, 3.b, 4.a

FRACTURA INTRACAPSULAR DE CADERA

Autor: Francisco Rafael Francisco González

INTRODUCCIÓN

Uno de los más frecuentes motivos de consulta de pacientes de edad avanzada son las caídas y o lesiones osteoarticulares y entre ellas de las más frecuente y temidas, se encuentran las lesiones de cadera.

Debido a esto, a continuación mostramos una de las escenas más típicas vividas a diario en cualquier servicio de urgencias de hospitales de nivel secundario y/o terciario.

CASO CLÍNICO

Femenina de 82 años, hipertensa de larga evolución, diabética medicada con hipoglecemiantes orales que habita en residencia de estancia para mayores acude al servicio de urgencias por caída en la ducha de 1 hora de evolución con traumatismo en región de cadera izquierda, con imposibilidad y dolor al movimiento de extremidad ipsilateral.

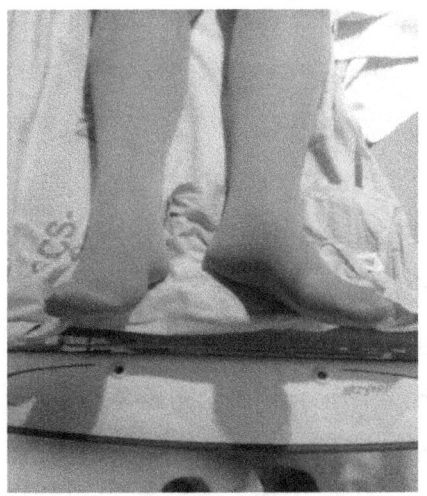

A la exploración física observamos un acortamiento de la pierna izquierda con respecto a la derecha con rotación externa sin hematoma visible en región de cadera izquierda. A la palpación se valora aumento de temperatura local con puntos álgidos en el área del trauma que aumenta de intensidad con el movimiento pasivo y activo. Los movimientos de flexión, extensión, rotación, abducción y adduccion incrementan el dolor de la paciente por lo cual resultan difíciles de valorar su objetividad y la capacidad de la paciente para realizarlos.

Se procede a realizar estudio radiográfico de dicha extremidad que muestra Fractura Intracapsular de Cadera Izquierda Desplazada grado III de Garden.

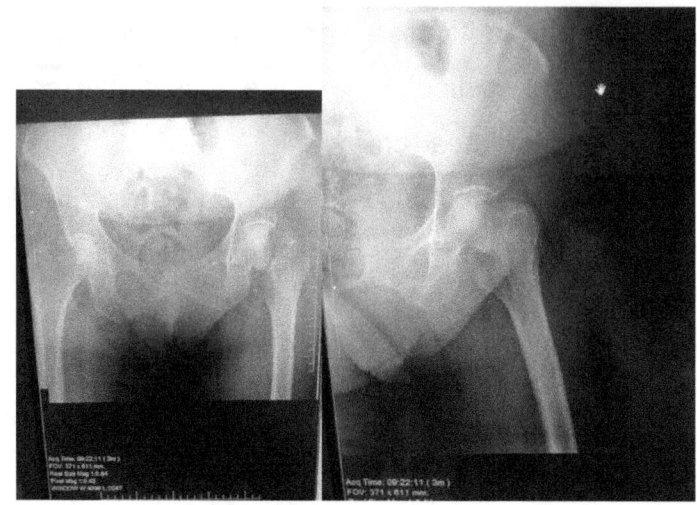

JUICIO DIAGNOSTICO

Fractura Intracapsular de Cadera Izquierda Desplazada grado III de Garden.

PREGUNTAS TIPO TEST

1. ¿Cual es el diagnostico más probable en esta paciente?

a. Luxación de cadera

b. Fractura intracapsular de cadera izquierda

c. Fractura extracapsular de cadera izquierda

d. Fractura diafisaria de fémur izquierdo.

e. Lesión de los ligamentos de la rodilla.

2. ¿Cual es tratamiento más apropiado para este tipo de lesiones?

a. Artroplastia de cadera izquierda

b. Osteosintesis de cadera izquierda

c. Implantacion de clavo intramedular

d. Escayolamiento e inmovilización prolongada

e. Fisioterapia y tratamiento sintomático

3. Señale cuál es la principal complicación de esta lesión:

a. Artritis séptica de cadera

b. Neuropraxia de nervio femorocutaneo

c. Lesion arteriovenosa femoral

d. Necrosis avascular de la cabeza femoral

e. Pseudoatrosis

4. ¿Cuál es el momento ideal para la corrección quirúrgica de este traumatismo?

a. Lo más precoz posible

b. Se debe dejar enfriar la lesión 2-3 semanas

c. No es quirúrgica esta lesión nunca

d. Luego de 1 mes de escayolamiento

e. Retrasar la cirugía hasta encontrar la causa de la fractura

5. ¿Cuándo debe la paciente iniciar fisioterapia y movilización de la extremidad post tratamiento?

a. 1 mes después de la intervención

b. Lo más precoz que la condición de paciente permita

c. No se aconseja la fisioterapia

d. Está contraindicada la movilización de estos pacientes

e. Un año después de la intervención

BIBLIOGRAFIA

Manual CTO de Traumatologia 8va. Edición.

Elsevier.es: Revista de rehabilitación; 120 articulo: Artroplastia de cadera numero: 13113190.

Munuera L. *Introduccion a la Traumatologia y Cirugia Ortopedica*. McGraw-Hill Interamericana. Madrid. 2002.

Bucholz R, Heckman JD, Court-Brown C, Tornett P. Rockwood and Green Fractures in Adults. Lippincott William&Wilkins, 2009.

SOLUCIONES: 1.b, 2.a, 3.d, 4.a, 5.b.

EXANTEMA EN PACIENTE CON FIEBRE Y ODINOFAGIA

Autor: Laura Velasco Arjona

RESUMEN

La mononucleosis está producida por el virus de EpsteinBarr (VEB), un virus de la familia de los Herpesvirus, como también lo son los distintos virus del herpes simple (VHS1 y VHS2), el virus de la varicelazóster (VVZ) y el citomegalovirus (CMV). La infección aguda por virus de Epstein Barr en adolescentes y jóvenes produce un cuadro clínico caracterizado por fiebre, amigdalitis y adenopatías cervicales, que típicamente se acompaña de un exantema maculopapular característico tras la toma de betalactámicos, como amoxicilina o ampicilina (aunque también se ha descrito con azitromicina, levofloxacino, cefaleximа y piperacilina-tazobactam). Este exantema es un signo útil en la identificación del proceso y no debe interpretarse como una reacción alérgica a estos antibióticos. A continuación se presenta el caso de un adolescente con dicho cuadro, aprovechando para la realización de una breve revisión del tema.

Palabras Clave: Mononucleosis, exantema, adenopatías.

INTRODUCCIÓN

La infección aguda por VEB es frecuente y generalmente asintomática o inespecífica en los menores de edad. Los pacientes adolescentes o adultos jóvenes que permanecen susceptibles, desarrollan tradicionalmente el cuadro de mononucleosis infecciosa (MI). La infección se adquiere mediante transmisión de secreciones orofaríngeas y, luego de un período de incubación de 30 a 50 días, la enfermedad se expresa clínicamente en más de 70% de los adolescentes expuestos. Característicamente, la MI asociada al VEB se presenta con un cuadro febril de varios días de duración (2 a 3 semanas), faringitis asociada a exudado en aproximadamente el 30% de los casos y adenopatías cervicales anteriores y posteriores. Durante la fase prodrómica se observa decaimiento, anorexia, fatigabilidad, cefalea y fiebre. Los síntomas alcanzan habitualmente su mayor intensidad al final de la primera semana y declinan progresivamente durante las próximas semanas (1 a 3 semanas).

CASO CLÍNICO

Paciente varón de 16 años, sin alergias medicamentosas conocidas y sin antecedentes personales de interés, que niega hábitos tóxicos o tratamientos habituales. Consulta en el servicio de urgencias hospitalarias por cuadro de 5 días de evolución de fiebre elevada, odinofagia y astenia, a lo que se le suma en últimas horas erupción cutánea generalizada y pruriginosa. Fue valorado el día anterior en su centro de salud, siendo catalogado de amigdalitis bacteriana por lo que se inició tratamiento con amoxicilinaclavulánico 875/125. El paciente refiere que tras inicio de tratamiento comenzó a notar los síntomas cutáneos. Destacar correcta vacunación en la infancia y haber pasado la varicela. Niega otra sintomatología. En cuanto a la exploración física, el paciente se encuentra con buen estado general, febril (38,5ºC), eupneico y con buena hidratación de mucosas y sin lesiones de éstas. Adenopatias cervicales, no signos meníngeos, hipertrofia de amígdalas con placas blanquecinas. Auscultación cardiopulmonar sin alteraciones, con un abdomen blando y depresible, en el que no se palpan masas ni megalias. A la exploración cutánea, exantema morbiliforme que se extiende en tronco y extremidades, con afectación facial y en palmas y plantas. Se realizó analítica urgente, donde se objetivaron 15000 leucocitos, 60% N, sin desviación izquierda y con presencia de virocitos activados. Con una bioquímica y coagulación sin alteraciones significativas. Se realizó de manera urgente el test de PaulBunnell siendo esta positivo. Con tratamiento sintomático, antipiréticos y antihistamínicos la evolución del paciente fue favorable.

JUICIO DIAGNOSTICO

Mononucleosis Infecciosa.

DIAGNOSTICO DIFERENCIAL

VIH: puede ocasionar en la etapa de primoinfección una enfermedad similar a la Mononucleosis infecciosa. Entre los síntomas hay que destacar: fiebre, odino fagia, cefalea, escalofríos, artromialgias, exantema de tipo rubeoliforme o urti cariforme, adenomegalias, esplenomegalia, diarrea, dolores abdominales y alteraciones neurológicas.

Citomegalovirus (CMV): puede ocasionar entre otros, un cuadro clínico similar al VEB. En el adulto inmunocompetente en general la infección es inaparente o leve. El síntoma más común es la fiebre, esplenomegalia leve a moderada, adenomegalias en la mitad de los casos y ocasionalmente una erupción que es fugaz y rubeoliforme.

Herpesvirus humano 6: muy frecuente en la infancia. Es el agente del exantema súbito del niño, aunque habitualmente la infección cursa en forma asintomática. En el adulto puede dar un síndrome mononucleósido.

Toxoplasma gondii: infección asintomática en el inmunocompetente. La forma clínica más común es la linfadenopatía febril o no. Otras manifestaciones son: mialgias, erupción transitoria y hepatomegalia aislada, la esplenomgalia cuando aparece, es poco notable. Suele no haber faringitis. ¬

La rubéola puede cursar con fiebre, adenopatías que son características sobre todo espinales y un exantema.

Reacciones medicamentosas. Por difenilhidantoína y penicilina. Discusión y

DISCUSIÓN Y CONCLUSIÓN

En relación a la patogenia de la infección, el contacto del EBV con células epiteliales orofaríngeas permite la replicación del virus, la liberación en las secreciones de la orofaringe, y la infección de las células B de la zona. Las células B infectadas son responsables de la difusión de la infección en todo el sistema linfoide. En cuanto a las manifestaciones clínicas, éstas incluirían fiebre, faringitis, adenopatías, fatiga y linfocitosis atípica. El síndrome está acompañada de malestar, cefalea y fiebre de bajo grado antes del desarrollo de estos síntomas más específicos. La fatiga puede ser persistente y severa. Las adenopatías suelen ser simétricas y más comúnmente afecta a zona cervical posterior. También pueden objetivarse exudados amigdalares (blanco, grisverde, o incluso necrótico), con petequias en paladar. Complicaciones más raras incluyen absceso periamigdalino u oclusión de las vías respiratorias secundaria a edema del velo del paladar y las amígdalas.

Existen una serie de variantes clínicas, muchos presentan enfermedad leve, con faringitis y amigdalitis en ausencia de síndrome mononucleósido. En un estudio realizado a 66 estudiantes universitarios EBV seronegativos que desarrollaron la infección primaria por el VEB, el 77 por ciento tenía el síndrome de IM habitual, el 12 por ciento tenía síntomas atípicos, y sólo el 11 por ciento estaban asintomáticos. Muchos pacientes se presentan con fiebre y linfoadenopatía sin faringitis, la llamada "forma tifoidea" de la enfermedad. En adultos muy jóvenes o de edad avanzada con frecuencia no desarrollan el clásico síndrome clínico. En un estudio de pacientes de 40 a 78, la faringitis y la mialgia fueron las quejas más frecuentes, mientras que linfadenopatía cervical se observó con menos frecuencia en la exploración física. La fiebre es común entre las personas de mayor edad y puede durar varias semanas.

Otras manifestaciones clínicas fueron:

-**Esplenomegalia** que se ve en el 50 a 60% de los pacientes y por lo general comienza a retroceder por la tercera semana de la enfermedad.

-**Ruptura esplénica** es una complicación rara pero potencialmente mortal (1-2casos por cada mil)

-**Exantema maculopapular generalizado, urticaria o erupción petequial** se ven ocasionalmente, mientras que el eritema nudoso es rara. Una erupción maculopapular casi siempre ocurre después de la administración de ampicilina o amoxicilina, aunque se ha descrito también de vez en cuando con una variedad de otros antibióticos. El exantema ocurre en aproximadamente 5%. Adicionalmente, la incidencia de la erupción asociada con beta-lactamas es del 70 a 90%.

-Los **síndromes neurológicos** incluyen el síndrome de GuillainBarré, parálisis de los nervios craneales, meningoencefalitis, meningitis aséptica, mielitis transversa, neuritis periférica, neuritis óptica y la encefalomielitis.

-**Otros**: EBV puede afectar prácticamente a cualquier órgano y se ha asociado con hepatitis o colestasis, neumonía, derrame pleural, miocarditis, pancreatitis, adenitis mesentérica, miositis, insuficiencia renal aguda, glomerulonefritis, linfoma gástrico...

En cuanto a los resultados analíticos, un hallazgo común es la linfocitosis definida como un recuento absoluto> 4500 o, en frotis de sangre periférica, un recuento diferencial> 50%. El frotis también puede identificar linfocitosis atípica significativa, definida como más del 10% de los linfocitos totales. Sin embargo, la sensibilidad de estos criterios es limitada y no supera el 66 y 74%, respectivamente. La especificidad es cercana a 80 y 90%, respectivamente. Más de 50% de los casos tiene trombocitopenia y otro 3% presenta anemia hemolítica, en ambos casos de tipo leve. Otras alteraciones hematológicas que pueden darse son anemia aplásica, síndrome hemolítico urémico y coagulación intravascular diseminada, así como alteración de pruebas de función hepática.

La infección aguda por VEB se establece en linfocitos B, produciéndose una diversidad de anticuerpos dirigidos contra el propio VEB y otros antígenos no relacionados tales como eritrocitos de otras especies mamíferas (sin exposición previa), o ampicilina o plaquetas. Los anticuerpos dirigidos a antígenos de otras especies se denominan anticuerpos heterófilos y pueden ser detectados mediante pruebas de aglutinación utilizando eritrocitos de cordero (reacción de Paul¬Bunnell) o mediante una diversidad de sistemas comerciales que utilizan pruebas de aglutinación con eritrocitos o partículas de látex. Estos anticuerpos aparecen progresivamente durante la primera semana de enfermedad por lo que su positividad es mayor después de este período. Los falsos positivos son infrecuentes y explicados por casos de linfoma, hepatitis viral o enfermedades autoinmunes. Los anticuerpos de tipo IgM contra la cápside viral se desarrollan durante el período de incubación y están presentes al inicio de la enfermedad. En casos de anticuerpos heterófilos negativos, la solicitud de estos permite detectar un porcentaje adicional de casos. Una vez establecido el diagnóstico, el tratamiento es sintomático y se basa en mantener una ingesta e hidratación adecuadas, administrando paracetamol o antiinflamatorios no esteroideos (AINE) para controlar la fiebre y la odinofagia. El cuadro es bien tolerado y tiene una baja frecuencia de complicaciones. La administración de Aciclovir y/o corticoides sistémicos no ha demostrado acelerar la recuperación o disminuir los síntomas. Se han realizado ensayos efectuados con aciclovir en altas dosis (3 a 4 gramos diarios durante 5 a 7 días), han logrado demostrar una reducción de la excreción viral en secreciones respiratorias, pero su efecto es temporal y sin una mejoría clínica asociada. Se recomienda evitar la práctica de deportes de contacto hasta 3¬4 semanas después de la resolución del cuadro clínico para prevenir la ruptura esplénica.

PREGUNTAS TIPO TEST

1. Los pacientes con infección por EBV que presentan rash tras la administración de amoxicilina (señale la falsa):

a. Es una de las complicaciones más comunes.

b. Su incidencia inicialmente se describe como del 70 a 90 %, pero es probablemente inferior.

c. Su mecanismo es desconocido.

d. La aparición del rash es indicativo de alergia al antibiótico utilizado. e. Se cree que pudiera estar en relación con la formación de Ac circulantes a la penicilina/ampicilina.

2. Acerca de la rotura esplénica (señale la cierta):

a. Complicación rara pero potencialmente mortal.

b. Se produce entre 1-2 casos por mil afectados.

c. Es espontanea en más de la mitad de los casos reportados.

d. El manejo es similar a otras formas de lesión esplénica.

e. Todas son ciertas.

3. Con que tumores malignos se asocia el EBV. (señale la incorrecta):

a. Linfoma de Burkitt

b. Adenocarcinoma de colon.

c. LH

d. Carcinomas de cabeza y cuello.

e. Linfoma de células T.

4. En el tratamiento de la infección por EBV no se incluye lo siguiente:

a. El paracetamol o antiinflamatorios no esteroideos se recomiendan para el tratamiento de la fiebre, molestias de garganta y malestar general.

b. Siempre se recomienda el tratamiento con corticosteroides para los casos típicos.

c. En estudios realizados con animales se objetivó que la vacuna demostró ser segura e inmunogénica; aunque no impidió la infección por VEB, la vacuna reduce los síntomas clínicos.

d. Aunque conseguir un descanso adecuado es prudente, el reposo en cama es innecesario.

e. El aciclovir es un análogo de nucleósido que inhibe la infección por VEB a través de la inhibición de EBV ADN polimerasa pero no tiene efecto sobre la infección latente.

5. Señale la falsa:

a. La mononucleosis infecciosa por lo general comienza con malestar general, dolor de cabeza y fiebre de bajo grado antes de la aparición de los signos más específicos de la infección, como la faringitis y adenopatías cervicales. Los pacientes generalmente tienen una linfocitosis de la sangre periférica, con una proporción significativa de linfocitos atípicos.

b. No se han documentado anomalías congénitas entre los recién nacidos de las mujeres que desarrollaron la infección por VEB primaria durante el embarazo.

c. Las infeciones EBV primarias en recién nacidos y niños no son comunes, y lo más frecuente es que sean sintomáticas.

d. La mayoría de las infecciones EBV primarias en todo el mundo son subclínicas y inaparente.

e. EBV es el agente principal de la mononucleosis infecciosa y se asocia con el desarrollo de linfoma de células B, linfoma de células T, linfoma de Hodgkin, y el carcinoma nasofaríngeo.

BIBLIOGRAFÍA

1. B. Candy, M. Hotopf. Steroids for treatment of infectious mononucleosis. Cochrane Database Syst Rev, 3 (2006). 2. Larrondo M. Diagnóstico serológico de la infección por VIH. En: SIDA, tercera edición. Sepúlveda C, Afani A, (eds). Editorial Mediterráneo, Santiago, 2002, p 121¬33. 3. Irving WL, Cunningham AL. Serological diagnosis of infection with human herpesvirus type 6. Br Med J 1990; 300: 156¬9.

4. Strauss S E, Cohen J I, Tosato G, Meier J. Epstein¬Barr virus infections: biology, pathogenesis, and management. Ann Intern Med 1993; 118: 45¬8

SOLUCIONES: 1. d 2. e 3. b 4. b 5. C

SINDROME DE HAMMAN

Autor: Francisco Rafael Francisco González

INTRODUCCIÓN

Las patologías del mediastino son de las menos frecuentes dentro del territorio torácico y sus espacios, pero con alta repercusión en la salud de los individuos que las presentan. Esto por esto que se hace necesario su estudio y tenerlas presentes como diagnóstico diferencial ante personas con afecciones en esta área.

CASO CLÍNICO

Masculino de 32 años, fumador de 1 paquete al dia y sin otros antecedentes personales incia cuadro de dolor centro torácico, que se irradiaba a cuello y aumentaba de intensidad con la respiración profunda, de 4 horas de evolución, medicado con Paracetamol 1gr en 3 ocasiones, sin mejoría; acompañado de disnea a medianos esfuerzos. Paciente niega tos o consumo de sustancias; como único acontecimiento comenta la realización de maratón unos 3 dias antes.

Examen Fisico: Paciente conciente, orientado en las 3 esferas del sensorio, afebril, hidratado. taquicardia regular de 100 cpm, con presión arterial de 120/70 mm Hg.

Torax: Ruidos cardiacos disminuidos en tono e intensidad, rítmico, no soplos audibles; pulmones ventilados, murmullo vesicular audible, no estertores o crepitantes auscultables.

Electrocardiograma: Ritmo sinusal a 100 latidos por minutos; no alteraciones en la repolarización.

Radiografía de Tórax: evidencia imagen lineal radiolúcida que rodea el borde derecho del mediastino con enfisema subcutáneo.

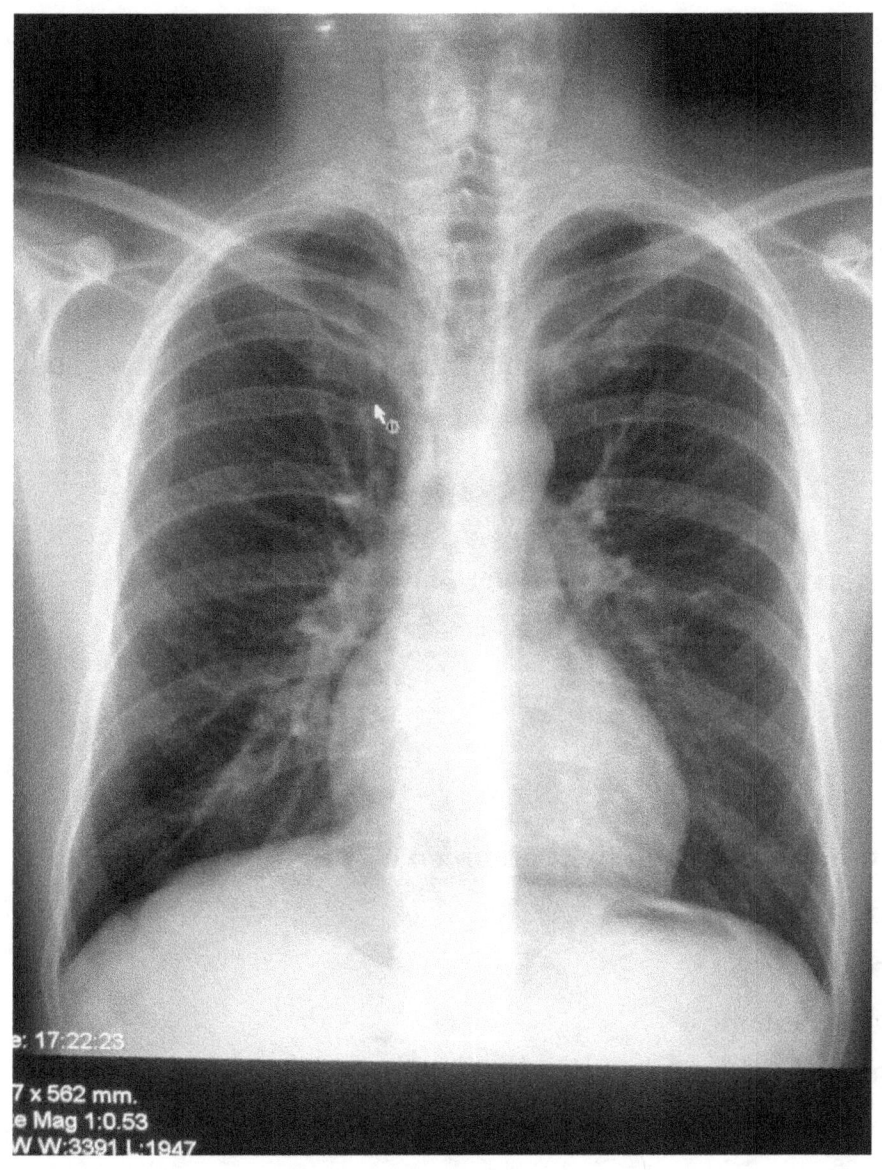

JUICIO DIAGNOSTICO

Neumo Mediastino Espontaneo o Sindrome de Hamman

DISCUSIÓN Y CONCLUSIÓN

El paciente se mantiene en observación con tratamiento analgésico y O2 a bajo flujo durante 24 horas con resolución clínica y radiológica.

El neumomediastino se define por la presencia de aire o gas en el mediastino. Su etiología puede ser primaria (neumomediastino espontáneo [NE]) o secundaria (neumomediastino traumático. Como factores desencadenantes se han descrito todos aquellos que contribuyen a un aumento del gradiente de presión alveolointersticial de forma no iatrógena.

Su presentación clínica varía mucho de unas series a otras, sin que existan síntomas ni signos patognomónicos para su diagnóstico.

La resolución de este proceso suele ser espontanea, al igual que su inicio, pero el proceso de absorción de aire por parte del organismo puede acelerarse con oxigeno o mediano o alto flujo. En caso de complicaciones o repercusión hemodinámica esta indicado la puncion con aguja y drenaje mediastinico del contenido.

PREGUNTAS TIPO TEST

1. ¿Cuál es la causa más frecuentes del neumomediastino?

a. Traumatica

b. Espontanea

c. Infecciosa

d. Paraneoplasica

2. Son signos radiológicos frecuentes en el Neumomediastino:

a. Columna de aire

b. Signo del Haz

c. Enfisema Subcutane

d. Lineas B de Kerley

3. Ante compromiso vascular por aplastamiento a causa del aire cuál de los siguientes seria el manejo adecuado?

a. Oxígeno a alto flujo

b. Pleurodecis

c. Aspiración con aguja o catéter percutáneo

d. Hemovac

BIBLIOGRAFÍA

Schwartz principios de *cirugia 9na edicion.*

Ovalle P, Arce J. Neumomediastino espontáneo: enfisema retrofaringeo forma de presentación no habitual.*Rev Chii Radiol 2005;* 11: 116-21.

Macia I, Moya J, Ramos R, Morera R, Escobar I, Saumench J et al. Spontaneous pneumomediastinum: 41 cases. *Eur J Cardio Thorac Surg* 2007; 31: 1110-4.

SOLUCIONES: 1.a, 2.a y c, 3.c

MASTITIS SUBAGUDA, ¿SABEMOS LO SUFICIENTE?

Autores: Cristina Ferrer Rubio, Javier González Rodríguez, Héctor Mercado Castillo.

INTRODUCCIÓN

En un entorno en el que la lactancia materna alcanza cotas del 80% la **mastitis subclínica** es una entidad poco conocida en nuestras consultas pero es la causa médica más frecuente para el abandono de la lactancia materna, apareciendo el 33% de las mismas en las primeras 4 semanas, y hasta el 95% antes de las 12 semanas. Una detección precoz y un conocimiento de la fisiopatología de la misma nos puede ayudar a cambiar el rumbo de una lactancia, con los beneficios materno-infantiles que conlleva y mejorando la atención a la salud de nuestras pacientes.

Palabras clave: mastitis subclínica, dolor inespecífico, cultivo, técnica de succión, lactobacillus, estafilococcus epidirmidis

CASO CLÍNICO

Anamnesis y Exploración física

Paciente de 28 años primípara con parto instrumentalizado y recién nacido a término sin incidencias pediátricas, alimentación con lactancia materna exclusiva. A las 8 semanas presentó un cuadro compatible con mastitis aguda en mama izquierda, con aparición de fiebre y área dolorosa eritematosa en CII que se resolvió favorablemente con amoxi-clavulánico en dosis 875/125mg cada 8 horas durante 8 días, presentando en las dos semanas siguientes **dolor inespecífico** con escozor y calambres en mama izda sin fiebre ni otros síntomas, de forma fluctuante, junto con la sensación de disminución láctea y aumento del número de tomas aunque no de su duración, en ocasiones tirones del pezón por parte del bebé. En este punto la exploración física fue anodina.

Pruebas diagnósticas

En este caso no se realizaron pruebas diagnósticas, aunque en la revisión bibliográfica se recomienda hacer un **cultivo** de leche materna mediante extracción manual y conservación en frío hasta 12 horas si no hay mejoría con tratamiento empírico.

JUICIO DIAGNOSTICO

Tras quedar descartada la mastitis aguda por su presentación clínica incompleta, se nos planteó la duda de un cuadro ocasionado por las secuelas del proceso anterior, un bache de lactancia, caracterizado por un menor interés del lactante por las tomas, aumentando el número de las mismas y acortando su duración o una mastitis subclínica, dadas las molestias que sentía la paciente y lo inespecífico del cuadro, como confirmamos tras la mejoría con el tratamiento .

Opciones terapéuticas

Se optó por iniciar tratamiento local con aplicación de calor local, revisión y mejora de la **técnica de succión**, aumento de número de tomas y/o extracción, para facilitar vaciado frecuente, además de toma de ibuprofeno 600mg si dolor, añadiendo un tratamiento antibioterápico empírico con ciprofloxacino 500mg/12horas durante 7días (riesgo para la lactancia 0) para cubrir posibles resistencias, con la mejoría del cuadro. Además puede valorarse la administración de **lactobacillus** *fermentum* Lc40 (CECT5716).

DISCUSIÓN Y CONCLUSIONES

Actualmente se valora la circulación enteromamaria de probióticos maternos en su papel protector del lactante, junto con la evidencia de que la leche materna no es un líquido estéril, sino que contiene una microbiota en equilibrio, está visto que una deficiente técnica de succión y/o aparición de grietas en el pezón puede alterar este equilibrio produciendo disbacteriosis en los conductos con proliferación de **estafilococcus epidermidis**, más frecuente, con formación de biofilms que condicionan inflamación del epitelio y obstrucción de los conductos, lo que facilita con la aparición de resistencias antibióticas y la disminución de la secreción láctea. Por lo tanto es esencial la restauración del equilibrio mediante antibioterapia, si hace falta junto con cultivo, y administración de probióticos externos, además de las medidas higiénicas y revisión de la técnica de succión y evaluación de la lactancia materna como factor protector y terapéutico.

PREGUNTAS TEST

1. ¿Qué condiciona la disminución de la secreción láctea en la mastitis subaguda?

a. Aparición de biofilms

b. Disminución en las tomas

c. Resistencia antibiótica

d. Técnica inadecuada de succión

e. Lactancia mixta.

2. ¿Qué porcentaje de mastitis se dan en las primeras 4 semanas?

a. Más de un 80%

b. Un 75%

c. El 33% aproximado

d. Hasta un 95%

e. Un 25% aproximado

3. ¿Cuál de estos medicamentos representa riesgo 0 para el lactante en el tratamiento de la mastitis?

a. Ibuprofeno

b. Amoxicilina- clavulánico

c. Ceftazidima

d. Ciprofloxacino

e. Todas son correctas

4. ¿Cuál de estos síntomas define la aparición de mastitis subclínica?

a. Fiebre

b. Dolor

c. Grietas

e. Sensación de vaciado incompleto

f. Ninguna de las anteriores

5. En el tratamiento de la mastitis subclínica, ¿cuál de estos ítems resulta inadecuado?

a. Aumento del número de tomas

b. Tratamiento con probióticos

c. Suspender temporalmente la lactancia materna

d. Cultivo de leche materna

e. Antiobioterapia empírica

BIBLIOGRAFÍA

Mastitis infecciosas durante la lactancia: un problema infravalorado (I y II) S. Delgado, R. Arroyo, E. Jiménez, L. Fernández, J.M. Rodríguez. Departamento de Nutrición, Bromatología y Tecnología de los Alimentos. Universidad Complutense de Madrid. Acta Pediatr Esp. 2009; 67(2): 77-84 Acta Pediatr Esp. 2009; 67(3): 125-132

Diagnóstico etiológico de las mastitis infecciosas: propuesta de protocolo para el cultivo de muestras de leche humana. Acta Pediatr Esp. 2011; 69(6): 276-281

Fernández L, Langa S, Martín V, Maldonado A, Jiménez E, Martín R, Rodríguez JM. The human milk microbiota: origin and potential roles in health and disease. Pharmacol Res. 2013 Mar;69(1):1-10. doi: 10.1016/j.phrs.2012.09.001. Epub 2012 Sep 10.

Rodríguez Gómez JM.

Microbiota de la leche humana: implicaciones para la salud materno-infantil. En AEPap ed. Curso de Actualización Pediatría 2014. Madrid: Exlibris Ediciones; 2014. p. 41-51.

Factores de riesgo de la mastitis infecciosa en mujeres lactantes: estudio de casos y controles en población española (parte 2) Mediano, L. Fernández, J. M. Rodríguez, M. Marín. Departamento de Nutrición, Bromatología y Tecnología de los Alimentos. Universidad Complutense de Madrid. Acta Pediatr Esp.2015, 73 (2); 41-46

SOLUCIONES: 1.a, 2., 3.e, 4.b, 5c

EMERGENCIA HIPERTENSIVA, ¿CÓMO DEBEMOS ACTUAR?

Autores: Soraya Rodríguez Marcos, Blanca Morro Cuenca, Laura Agüeros González, Ana Arroyo Soto.

INTRODUCCIÓN

La HTA ha aumentado la prevalencia en España en los últimos años siendo de un 35% en la edad adulta hasta un 68% en ancianos.

Debemos distinguir entre **urgencia hipertensiva** (cifras de PAS>210 y/o PAD>120 mm Hg asintomática y sin riesgo agudo orgánico evidente y **emergencia hipertensiva** en la que se incluyen situaciones clínicamente definidas por el impacto de las cifras de PA sobre **órganos diana** de la HTA (ACVA isquémico o hemorrágico, edema agudo de pulmón, cardiopatía isquémica....).

ANAMNESIS Y EXPLORACIÓN

Paciente de 44 años con vida sedentaria, fumador de 40 cigarrillos/día. Sin tratamiento habitual.

Sobre las 8 am inicia cuadro de dificultad para la articulación del lenguaje acompañado de disminución de fuerza de extremidades izquierdas por lo que decide acudir al centro de salud donde ante la sospecha del cuadro clínico deciden traslado en UVI móvil al hospital para valoración por neurología.

En la exploración física nos encontramos ante un paciente tendente al sueño, eupneico, con una TA 155/95 FC 51 lpm y afebril.

Auscultación cardiaca rítmica sin soplos, pulmonar con murmullo vesicular conservado, abdomen normal. Al explorarlo neurológicamente paresia facial centra izquierda severa, disartria moderada-severa con claudicación de extremidades izquierdas con balance 4+/5 (NIHSS 6).

PRUEBAS DIAGNOSTICAS

ECG sin alteraciones.

Analítica Leucocitos 12400, resto normal.

TAC y angioTAC craneal: hematoma intraparenquimatoso de ganglios basales derechos de 25mm, mínima ateromatosis calcificada en la bifurcación carotídea izquierda.

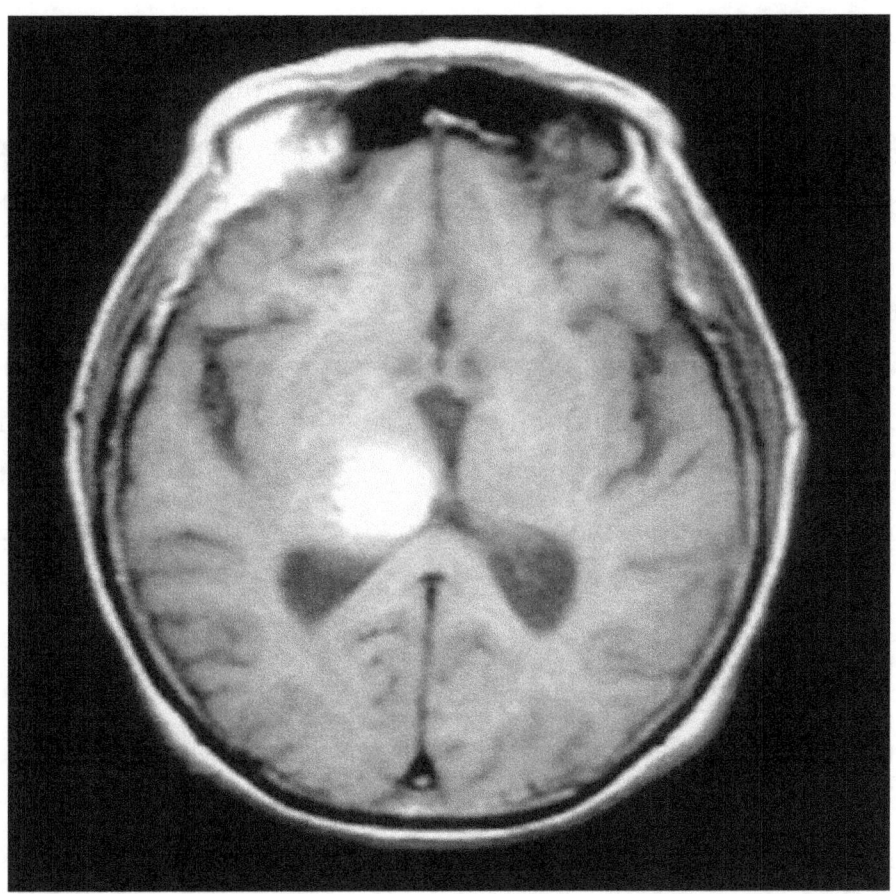

OPCIONES TERAPÉUTICAS

Se decidió control de TA y monitorización del paciente. Durante el ingreso permaneció estable hemodinámicamente.

Al alta persistencia de disartria leve, paresia facio-braquio-crural con ESD a 4/5 y claudicación de MID en Mingazzini. Se inició tratamiento antihipertensivo con olmesartan 20 mg y control con TAC craneal por neurología.

DISCUSIÓN Y CONCLUSIONES

Con este caso queremos repasar varios puntos importantes en el manejo de una emergencia hipertensiva:

La gravedad de la misma no se define por las cifras de TA sino por la clínica del órgano diana, en este caso el ICTUS hemorrágico, que es lo que marca la gravedad, pronóstico y adecuado tratamiento de nuestro paciente.

La reducción excesiva de cifras de TA pueden producir isquémia en órganos diana (riñon, cerebro, coronarias....) produciendo lesiones irreversibles. En las emergencias hipertensivas el objetivo inicial es un descenso no mayor de un 25% de las cifras iniciales entre la 1ª y 2ª hora.

Existen fármacos antihipertensivos más adecuados que otros dependiendo del órgano diana afectado, en el caso de los ICTUS tanto hemorrágicos como isquémicos si el paciente tiene cifras de TA elevadas es más adecuado utilizar urapidilo, labetalol o captopril estando contraindicados los bloqueantes lentos de canales de calcio.

El beneficio del tratamiento quirúrgico precoz en los hematomas pequeños está todavía por demostrar. Dicho tratamiento incluye la colocación de un monitor de presión intracraneal, derivación ventricular y la evacuación del hematoma. Las series publicadas no han probado la superioridad del tratamiento médico sobre el quirúrgico por lo que las decisiones se siguen tomando sobre una base individual y empírica. De hacer cirugía esta debe ser en las primeras horas sin esperar al deterioro clínico del paciente (comatoso o con signos de herniación).

Palabras clave: Emergencia hipertensiva, Urgencia hipertensiva, Órgano diana

PREGUNTAS TEST

1. Ante un paciente con cifras de TA 200/110 y clínica de ICTUS ¿Qué es lo más correcto?

a. Conseguir cifra de TA 120/80 lo más rápido posible

b. No disminuir la TA farmacológicamente por riesgo de isquemia

c. Tratamiento con dialtiazem retard 120mg vía oral

d. Urapidilo 25mg ev, pudiendo repetirlo a los 5 min

e. Tratamiento con verapamilo 240 mg vía oral

2. Sobre el tratamiento quirúrgico en un ICTUS hemorrágico

a. Siempre es necesario

b. Nunca es una opción

c. En el caso de hemorragias pequeñas no esta demostrado el beneficio

d. Se debe esperar y solo realizarlo ante inestabilidad del paciente

e. No hace falta monitorizar la presión intracraneal en el proceso

3. Con respecto a la hipertensión arterial

a. No hay diferencia entre urgencia y emergencia hipertensiva

b. Si hay diferencia entre ellas pero el tratamiento es el mismo

c. En la urgencia hipertensiva el tratamiento es más agresivo

d. No hay daño en órgano diana en la urgencia hipertensiva

e. La cifra de TA es muy importante en la emergencia hipertensiva

4. Ante un paciente con sospecha de urgencia/emergencia hipertensiva deberíamos:

a. Historiar al paciente

b. Exploración neurológica únicamente

c. Solo tratar la hipertensión rápidamente para obtener cifras normales

d. No tratar, dar el alta con control por su médico de atención primaria

e. Independientemente de la clínica acompañante una cifra de TA elevada es una emergencia y hay que ingresar al paciente.

5. Sobre el tratamiento de las emergencias hipertensivas

a. Todos los fármacos hipotensores tiene la misma indicación

b. Independientemente de la situación clínica del paciente se preferirá la vía oral

c. Si el paciente tiene un ICTUS siempre dar dialtiazem

d. La rapidez en el descenso de las cifras de tensión es lo más importante en el pronóstico del paciente

e. Dependiendo del órgano diana hay hipotensores indicados y otros contraindicados

BIBLIOGRAFIA

Ariesen, MJ, Claus, SP, Rinkel, GJ, Algra, A. Risk factors for intracerebral hemorrhage in the general population: a systematic review. Stroke, 2003.

Diez- Tejedor E. (ed.). Guía para el diagnóstico y tratamiento del ictus. Comité ad hoc del grupo de estudio de Enfermedades cerebro vasculares. SEN. Barcelona: Prous Science, 2006.

Flibotte J.J., Hagan BA., Odonell J., Greenberg MD, et all. Warfarin, hematoma expansion, and outcome of intracerebral hemorrhage. Neurology, 2004.

Keep RF, Xi G, Hua Y, Hoff JT.The deleterious7or beneficial effects of diferent agents in intracerebral hemorrhage: think big, think small, or is hematoma size important? Stroke, 2005.

Kidwell, CS, Chalela, JA, Saver, JL, et al. Comparison of MRI and CT for detection of acute intracerebral hemorrhage. JAMA 2004.

Kidwell, CS, Wintermark, M,. Imaging of intyracraneal hemorrhage. Lancet Neurol, 2008.

Martí- Vilalta JL (ed.). Enfermedades vasculares cerebrales. Barcelona: Prous Science, 2004.

SOLUCIONES: 1.d, 2c., 3.d, 4.a, 5e

DISNEA, SINCOPE Y FIBRILACIÓN AURICULAR, ¿QUÉ NO SE NOS PUEDE PASAR?

Autores: Soraya Rodríguez Marcos, Blanca Morro Cuenca, Laura Agüeros González, Ana Arroyo Soto.

INTRODUCCIÓN

El tromboembolismo pulmonar (TEP) consiste en la obstrucción de la arteria pulmonar o sus ramas. Entre el 65-90% de trombos migran desde el sistema venoso de extremidades inferiores.

Su incidencia es de 1 caso por 1000 habitantes año estimándose su mortalidad sin tratamiento en un 30% descendiendo a un 8% si es tratado por lo que es vital su correcto diagnóstico.

Su sintomatología es muy inespecífica haciéndolo un reto diagnóstico difícil que precisa un alto índice de sospecha con posterior confirmación por métodos diagnósticos complementarios.

ANAMNESIS Y EXPLORACIÓN

Mujer de 80 años hipertensa, diabética y dislipémica que sufre episodio sincopal sin pródromos en domicilio con relajación de esfínteres. Acude al centro de salud con discreta disnea.

Exploración física: TA 90/60 FC 104 SatO2 96%, afebril, auscultación cardiaca arrítmica sin soplos, auscultación pulmonar murmullo vesicular conservado. Resto anodino

Se realiza ECG objetivando fibrilación auricular (FA) a 105 no conocida.

Nuestra sospecha es de TEP por lo que derivamos a la paciente a un servicio de urgencias hospitalario.

PRUEBAS COMPLEMENTARIAS

Analítica: Dímero D 25785 BNP 1123

Gasometría arterial un pH 7.48 pCO2 35 PO2 72 H2CO3 26.1 EB2.6 y satO2 95%.

ECG Fibrilación auricular a 110 lpm resto normal

Rx tórax 2P ligera cardiomegalia

Ante la alta probabilidad de TEP se realiza AngioTAC encontrando un TEP bilateral agudo de predominio en la vascularización arterial derecha.

OPCIONES TERAPEÚTICAS

La paciente fue ingresada iniciando tratamiento con oxigenoterapia y anticoagulación con heparina de bajo peso molecular y acenocumarol. Al alta mantuvieron anticoagulación con acenocumarol

DISCUSIÓN Y CONCLUSIÓN:

Con este caso queremos repasar la importancia del tromboembolismo pulmonar y no inespecífica que puede ser su clínica haciendo complicado a veces un correcto diagnóstico.

Hay que recordar que la mortalidad del TEP es de un 30% pero con un diagnóstico temprano y un correcto tratamiento esta cifra disminuye al 2-8%

La clínica es inespecífica por lo que una buena anamnesis puede ayudarnos a enfocar el caso. Debemos sospecharlo ante una disnea súbita en un paciente con movilidad limitada o encamado, con una arritmia no conocida (Ej: fibrilación auricular) que no esté anticoagulado, intervención quirúrgica previa, estados de hipercoagulabilidad (Ej. tumores...) etc...

Como pruebas complementarias deberemos de realizar:

ECG (la alteración que con más frecuencia aparece es la taquicardia sinusal y en el 6-11% de los pacientes, sobre todo con TEP masivo aparecen datos de sobrecarga derecha (S1Q3T3 o BRDHH)

Rx tórax, es muy inespecífico, el 80% es normal pero puede aparecer elevación del diafragma, signo de Westermark (amputación brusca de un vaso), derrame pleural....

Gasometría arterial: Lo más frecuente es que aparezca hipoxemia con hipocapnia y alcalosis respiratoria pero una gasometría normal no lo descarta (puede ser normal en un 10-15% de los casos)

Coagulación y dímero D: Se eleva en el TEP pero también puede hacerlo en las infecciones, embarazo....Su negatividad descarta TEP en pacientes con probabilidad baja o intermedia pero no es muy útil en pacientes con probabilidad alta.

AngioTAC: Alta sensibilidad y especificidad.

Arteriografía pulmonar: Gold estándar para diagnóstico de TEP, se reserva para los pocos casos que necesitan embolectomía.

Con respecto al tratamiento del TEP:

Medidas generales: administrarémos oxígeno a alto flujo si la hipoxemia es severa, en los casos que la insuficiencia espiratoria sea refractaria a oxígeno puede ser necesario ventilación mecánica (invasiva o no), canalizarémos vía venosa, monitorización, sedación y/o analgesia si dolor intenso. Si TAS<90 a pesar de reposición de volumen utilizaremos dopamina o noradrenalina y si hay fallo de ventrículo derecho dobutamina.

Medidas específicas: La anticoagulación la iniciaremos ante la sospecha alta y si el riesgo de sangrado es bajo. Si hay estabilidad hemodinámica utilizaremos heparinas de bajo peso molecular por vía subcutánea asociando dicumarínicos vía oral hasta conseguir un INR 2-3.

Si por el contrario hay inestabilidad hemodinámica se prefiere heparina sódica ev (bolo de 80U/kg seguido de una perfusión continua de 18 U/Kg/h. La trombolisis es el tratamiento universal en el TEP masivo con inestabilidad hemodinámica, utilizando alteplasa. El filtro de vena cava inferior está indicado en el TEP y TVP en lo que hay contraindicación de anticoagulación o TEP recurrente pese a una correcta anticoagulación. La embolectomía (percutánea o quirúrgica) se reserva para los casos de inestabilidad hemodinámica en los que la fibrinólisis está contraindicada o fracasa.

Palabras clave: Tromboembolismo Pulmonar, Fibrilación Auricular, Dímero D, AngioTAC

PREGUNTAS TIPO TEST

1. Con que deberemos hacer diagnóstico diferencial en el TEP

a. Infarto agudo de miocardio

b. Taponamiento cardiaco

c. Miopericarditis aguda

d. Disección aortica aguda

e. Todas son ciertas

2. Que pruebas complementarias utilizaremos en el diagnóstico del TEP

a. ECG

b. AngioTAC

c. Dímero D

d. Rx tórax

e. Todas son ciertas

3. Sobre la mortalidad en el TEP

a. Tiene una mortalidad muy baja independientemente de su tratamiento

b. La mortalidad desciende a un 8-2% con tratamiento

c. La mortalidad es del 50% sin tratamiento

d. El diagnóstico temprano y posterior tratamiento no influyen en su mortalidad

e. Con tratamiento la mortalidad desciende a un 20%

4. Respecto al tratamiento del TEP

a. Siempre hay que colocar un filtro de vena cava

b. El tratamiento siempre es con heparinas de bajo peso molecular

c. En la trobolisis se utiliza la alteplasa

d. La embolectomía no es útil en los casos en los que la fibrinólisis falla

e. El INR deseado es >3

5. Sobre las pruebas diagnósticas en el TEP

a. En el ECG casi siempre veremos la alteración S1Q3T3

b. La alteración más común en el ECG es la fibrilación auricular

c. La radiografía de tórax esta alterada en el 80%

d. El dímero D tiene un alto valor predictivo negativo

e. El AngioTAC solo se reserva para casos con baja probabilidad de TEP

BIBLIOGRAFÍA

Konstantinides SV, Torbicki A, Agnelli G, Danchin N, Fitzmaurice D, Galiè N, et al. 2014

ESC Guidelines on the diagnosis and management of acute pulmonary embolism: The Task Force for the Diagnosis and Management of Acute Pulmonary Embolism of the European Society of Cardiology (ESC) Endorsed by the European Respiratory Society (ERS). Eur Heart J. 2014 Aug 29 [en prensa]. pii: ehu283.

Righini M, Van Es J, Den Exter PL, Roy PM, Verschuren F, Ghuysen A, et al. Age-adjusted d-dimer cutoff levels to rule out pulmonary embolism: the ADJUST-PE study. JAMA. 2014; 311:1117-24.

Stein PD, Fowler SE, Goodman LR, Gottschalk A, Hales CA, Hull RD, et al. PIOPED II Investigators. Multidetector computed tomography for acute pulmonary embolism. N Engl J Med. 2006; 354:2317-27.

SOLUCIONES: 1.e, 2e., 3.b, 4.c, 5d

DICLOFENACO, HIPOTENSIÓN y SHOCK

Autores: Soraya Rodríguez Marcos, Blanca Morro Cuenca, Laura Agüeros González, Ana Arroyo Soto.

INTRODUCCIÓN

La anafilaxia es la reacción alérgica más grave que existe, se instaura rápidamente y puede ser mortal. Entre las causas que la producen están las picaduras de insectos, antibióticos, AINES...

Nosotros abordamos el caso de una paciente que tras la toma de diclofenaco inicia un cuadro de shock anafiláctico.

CASO CLINICO

Paciente de 57 años fumador de unos 20 cigarrillos/día, sin patología acompañante ni tratamiento previo que tras toma ocasional de diclofenaco 50 mg por una contractura muscular y omeprazol 20mg acude al servicio de urgencias refiriendo mal estado general náuseas, sensación de mareo, erupción cutánea, disnea y cianosis.

A su llegada se encuentra hipotenso, taquicardico, obnubilado y con rash generalizado.

Niega fiebre, no dolor torácico.

Las constantes vitales a su llegada eran TA 60/40 Sat02 98% FC 130 Tª36

AC rítmico AP mvc

Iniciamos estabilización del paciente con la canalización de dos vías de gran calibre, trasfundimos 1000cc de SSF y 300 mg de actocortina. Tras lo cual paciente se estabiliza hemodinámicamente.

A la hora inicia nuevo episodio de hipotensión y obnubilación, edema facial, disnea con broncoespasmo por lo que se decide traslado a unidad de cuidados intermedios para administrar perfusión de adrenalina, antihistamínicos, corticoide endovenoso y monitorizar al paciente

PRUEBAS COMPLEMENTARIAS

Analítica: hemograma leucocitos 10.00 x 1000/µL con formula normal, no alteraciones de la coagulación, bioquímica normal (creatinina 1,00 mg/dl,PCR4,8, PCT 0,05), lactato arterial 3,2 mmol/L

Gases arteriales: pH 7,45, pCO2 27mmHg, pO2 122 mmHg, H2CO3 18.8mmol/L, EB -3,8mmol/L Sat02 98%.

RX tórax: normal

ECG: RS 90 lpm sin alteraciones en la repolarización.

OPCIONES TERAPEÚTICAS

En la unidad de cuidados se mantiene al paciente monitorizado con una perfusión de adrenalina (250 ml de S.Glucosado 5%.+ Adrenalina 1mg/1ml en perfusión continua a 25 ml/h), metilprednisolona 40 mg ev cada 8 horas, ranitidina 50mg/5ml 1/12 horas ev.

Evolución favorable lo que permitió ser dado de alta a las 24 horas con deflazacort 30 mg 1/24 horas 3 días, bilastina 20 mg 1/24 horas 1 semana, evitar tratamiento con AINES e IBPs.

Se solicitó interconsulta con alergología.

DISCUSIÓN Y CONCLUSIÓN

Este caso nos ayuda a repasar varios conceptos importantes sobre el shock anafiláctico:

El diagnóstico de la anafilaxia es clínico y ninguna prueba inmediata de laboratorio o radiografía puede confirmarlo.

Es una urgencia vital y su tratamiento de elección es la adrenalina por lo que es un error no emplearla inmediatamente.

Hay un periodo de latencia entre el contacto con el agente casual y la aparición de los síntomas que varía según el agente casual y la vía de contacto.

Todos los pacientes con shock anafiláctico requieren una estabilización hemodinámica con la siguiente observación durante un periodo mínimo de 6 horas aunque es recomendable observación durante 24 horas por riesgo de anafilaxia bifásica (reacciones retardadas)

Hay que realizar diagnóstico diferencial con sincope vasovagal, hipoglucemia, IAM...

Hay varios tipos de reacción anafilactoide:

Leve: eritema generalizado, urticaria, angioedema

Moderado: Afectación respiratoria que puede variar desde rinitis hasta casos más graves con broncoespasmo o edema de vía aérea superior. Afectación digestiva con náuseas o vómitos y afectación cardiovascular donde puede aparecer taquicardia, diaforesis e incluso presincope

Grave: Hay cianosis, hipotensión, compromiso neurológico, Sat02<92% y por último shock

Si no responde a tratamiento médico será necesario su ingreso hospitalario. En caso de precisar ingreso hospitalario hay que cuantificar la triptasa sérica (alcanza el pico entre 30 minutos y 2 horas desde el inicio del cuadro comenzando a bajar niveles a las 6 horas)

Palabras clave: Anafilaxia, Shock anafiláctico, Adrenalina.

PREGUNTAS TIPO TEST

1. En el tratamiento de un cuadro de anafilaxia:

a. Solo es necesario el tratamiento con antihistamínicos

b. En caso de presentar signos de shock no demorar el tratamiento con adrenalina

c. Nunca administraremos tratamiento con corticoides

d. Si hay un shock anafiláctico no es necesario administrar SSF endovenoso

e. Daremos el alta en cuanto remita el cuadro

2. Con que debemos hacer diagnóstico diferencial en el shock anafiláctico

a. IAM

b. Hipoglucemia

c. Sincope vasovagal

d. Shock séptico

e. Todas son verdaderas

3. Sobre el diagnóstico del shock anafiláctico

a. Las pruebas de laboratorio confirman el diagnóstico

b. La radiografía de tórax normal descarta el proceso

c. Es imprescindible realizar hemocultivos

d. El diagnóstico es clínico

e. Una taquicardia sinusal en el ECG es patognomónico

4. Con respecto a la triptasa en el shock anafiláctico

a. Alcanza el pico más alto a los 2 minutos de iniciarse el proceso

b. Comienza a descender su concentración a las 12 horas

c. No es necesario cuantificarla cuando el paciente ingresa

d. Hay que pedirla en todo paciente con una reacción alérgica

e. Todas son falsas

5. Sobre los tipos de reacción anafilactoide

a. Hay tres tipos: leve, moderado y grave

b. La leve se acompaña de molestias gastrointestinales

c. En la grave nunca hay hipotensión

d. La moderada se acompaña de compromiso neurológico

e. En la leve siempre está presente el broncoespasmo

BIBLIOGRAFÍA

Cardona Dahl V (coord.). Galaxia: Guía de actua-ción en anafilaxia. Editorial Elsevier; 2009 [en línea]. Disponible en www.seicap.es/informes

Simons FE, Ardusso LR, Bilò MB, Dimov V, Ebisawa M, El-Gamal YM, et al. 2012 Update: World Allergy Organization Guidelines for the assessment and management of anaphylaxis.

Curr Opin Allergy Clin Immunol. 2012;12:389- 99.

Lee JK, Vadas P. Anaphylaxis: mechanisms and management. Clin Exp Allergy. 2011;41:923-38.

SOLUCIONES: 1.b, 2e., 3.d, 4.e, 5a

CETOACIDOSIS DIABETICA

Autor: Paz López Alonso Abaitua

INTRODUCCIÓN

La **cetoacidosis diabética** puede ser la primera manifestación de la Diabetes Mellitus (DM) tipo I en un 25-30% de los casos.

La cetoacidosis diabética viene definida bioquímicamente por una glucemia mayor de 250 mg/dl, cuerpos cetónicos positivos en orina o suero, acidosis metabólica (pH ≤7,30) con anion gap elevado (≥10) y disminución del bicarbonato plasmático (≤18 mEq/l).

Desde el punto de vista clínico, la cetoacidosis se manifiesta por naúseas, vómitos y dolor abdominal, junto con sintomatología cardinal diabética. Si no es tratada precozmente, se desarrolla obnubilación y coma.

En la exploración física destaca taquipnea, respiración de Kussmaul y signos de deshidratación como sequedad de mucosas, hipotensión y disminución de la presión del globo ocular.

La reducción del volumen plasmático puede llevar a un fracaso renal prerrenal.

La temperatura corporal suele ser normal o baja, por lo que la presencia de fiebre puede indicar infección.

Como datos de laboratorio resalta la hiperglucemia, generalmente por encima de 250 mg/dl y la acidosis metabólica. El **anión gap** está elevado por el aumento en plasma de cuerpos cetónicos, acetoacetato y β- hidroxibutirato, este último es el predominante, especialmente en los casos más graves.

La concentración de potasio puede ser normal o alta inicialmente, pero una vez se instaura el tratamiento y se corrige la acidosis se evidencia el déficit de potasio que existe en el organismo. También hay reducción del fósforo y el magnesio.El sodio tiende a disminuir (hiponatremia con osmolaridad plasmática elevada).

El lugar más apropiado para el tratamiento de una cetoacidosis diabética es una unidad de cuidados intensivos.

Requiere monitorización continua e identificación y tratamiento del factor desencadenante.

La insulinoterapia es absolutamente necesaria para la resolución de cetoacidosis diabética. Así mismo, es necesaria la administración de líquidos por vía intravenosa. Se administrará potasio si la cifra inicial del mismo es normal y el bicarbonato será parte del tratamiento si el pH es inferior a 6,9 o el bicarbonato inferior a 5mEq/l.

CASO CLINICO

Niña de 8 años de edad, alérgica a penicilina, sin enfermedades de interés, niega tratamiento habitual.

Acude a urgencias por poliuria, polidipsia y pérdida de 5 kg de peso en los dos últimos meses. El día de consulta en urgencias había presentado dolor abdominal y cinco vómitos de contenido alimentario.

En la exploración física llamó la atención una leve deshidratación de piel y mucosas, la auscultación cardiopulmonar fue normal y en el abdomen la palpación resultó ligeramente dolorosa de forma difusa. No signos de irritación peritoneal.

El aliento tenía un olor clásico a manzana ácida.

El hemograma destacó una glucemia de 393mg/dl y en la gasometría arterial se identificó una acidosis metabólica(pH 7,21 y bicarbonato plasmático 11mEq/l).

El valor del anión gap fue de 16.

DISCUSIÓN Y CONCLUSIÓN

Junto con la hipoglucemia, la cetoacidosis diabética y la descompensación hiperosmolar son las principales complicaciones agudas de la diabetes.

La cetoacidosis diabética suele ser una complicaión de la DM tipo 1, aunque puede darse en un porcentaje bajo de diabéticos tipo 2 que presentan resistencia grave a la acción de la insulina o situaciones de estrés que incrementan requerimientos insulínicos.

La cetoacidosis diabética puede ser la primera manifestación de la DM tipo 1 en un 25-30% de los casos. Debemos conocer muy bien la clínica de esta entidad para hacer un diagnóstico precoz, pues nos permitirá instaurar precozmente el tratamiento y realizar una monitorización continua.

La insulinoterapia es absolutamente necesaria, se debe administra por vía intravenosa en perfusión contínua y se mantendrá hasta que el pH se haya normalizado.

El ritmo recomendado de perfusión de insulina es de 0,14 Ukg/hora si no se administra bolo inicial, o de 0,1Ukg/hora si se administra un bolo inicial de 0,1 U/kg. Además, se deben administrar líquidos por vía intravenosa, potasio si la cifra del mismo es normal y bicarbonato si el pH es inferior a 6,9 o el bicarbonato es inferior a 5mEq/l.

Palabras Clave: Cetoacidosis diabética, Anión Gap, Insulinoterapia.

PREGUNTAS TIPO TEST

1.¿Cuál es el tratamiento que no puede faltar en la cetoacidosis diabética?

a.Potasio

b.Líquidos vía intravenosa

c.Insulina

d.Bicarbonato

e.Antibioterapia empírica

2.Cuando se debe suspender la insulinoterapia intravenosa:

a.Al alta

b.Al corregirse la acidosis(pH 7,35-7,45)

c.Una vez corregida la acidosis, a la hora de comenzar la administración de insulina subcutánea.

d.pH 7,3

e.Cuando las cifras de glucemia se normaliza.

3.Señale la falsa

a.La insulina puede ser rápida o regular.

b.La administración de líquidos se realiza por vía intravenosa

c.La administración de bicarbonato está indicada de forma sistemática.

d.En un 25-30% de los DM tipo 1, la primera manifestación es la cetoacidosis diabética.

e.La glucemia en la cetoacidosis diabética es ayor de 250mg/dl.

BIBLIOGRAFÍA

Asklepios Miniguías Diabetes

Manual de Urgencias Carlos Bibiano Guillén Sociedad Española de Medicina de Urgencias y Emergencias

Fast Facts Diabetes Mellitus Ian N Scobie y Katherine Samaras Quinta edición.

SOLUCIONES: 1.c, 2c., 3.c

1c La insulinoterapia es absolutamente necesaria para la resolución de la cetoacidosis diabética.

2c La insulinoterapia intravenosa se suspenderá una vez corregida la acidosis, a la hora de iniciarse la administración de insulina subcitánea.

3cSólo se administrará bicarbonato si la acidosis es grave(pH menor 6,9 o bicarbonato inferior a 5mEq /l).

GLIOMATOSIS CEREBRI, DIAGNOSTICO DIFERENCIAL CON ICTUS SUBAGUDO

Autor: Najoua Guelai

RESUMEN

La presentación clínica de la Gliomatosis Cerebri (GC) es variable y no se considera una ayuda para el diagnóstico; plantea un amplio abanico de diagnósticos diferenciales. La neuroimagen es muy inespecífica: la TAC con contraste es la que despierta la sospecha diagnóstica. Y la RMN en las secuencias FLAIR y T2 es lo que nos da el diagnóstico. El esquema del tratamiento aún no está definido. La GC es una tumoración irresecable, por lo que la cirugía sólo debe tener un papel diagnóstico. La única evidencia sobre la eficacia del tratamiento oncológico con quimioterapia y/o radioterapia, proviene de series de casos clínicos o revisiones retrospectivas de casos aislados.

INTRODUCCIÓN

No toda inestabilidad a la marcha, desviación de la comisura labial y disartria es un ICTUS, Ante esta clínica hay que pensar en otras opciones. Por ejemplo GC. La GC es un tumor glial difuso infrecuente menos del 1%, caracterizado por una gran capacidad infiltrativa, una clínica difusa, y una neuroimagen inespecífica, lo que implica la realización de un diagnóstico diferencial amplio que conlleva errores en el diagnóstico final. En este caso, nuestra paciente fue diagnosticada inicialmente de un ICTUS subagudo mientras padecía los síntomas del desarrollo progresivo de la GC.

EXPOSICIÓN DEL CASO

Mujer de 82 años. Alérgica a la codeína y a las penicilinas. Hipertensa, Dislepémica y cardiópata. La historia comienza a principios de enero, la paciente acude al servicio de urgencias por disartria y alteración de la marcha e inestabilidad de una semana de evolución. Tras realizar TAC craneal se diagnostica de ICTUS subagudo, recomendándole control e iniciándose tratamiento antiagregante. Por este motivo fue valorada unos días después en la consulta de Neurología donde estaba pendiente de realizar una RMN cerebral. Pasados los días, la situación de la paciente va empeorando poco a poco asociándose cada vez mayor inestabilidad, leve perdida de fuerza en EID, leve desviación labial izquierda; por lo que vuele a acudir a urgencias en 3 ocasiones donde se le realiza una TAC, y las 3 veces con el mismo resultado: ICTUS subagudo. La última vez que acude a urgencias se decide ingresarla en Neurología para estudio, debido a la clínica progresiva que presenta. A lo largo del ingreso en Neurología: La paciente presentaba una exploración sistémica sin interés. Neurológicamente presenta diplopía, limitación de la mirada hacia arriba, sedestación con gran inestabilidad, debilidad de EID, reflejo plantar derecho positivo.

PRUEBAS COMPLEMENTARIAS

Analítica normal. Serología de lúes, VIH, Marcadores tumorales negativos. El estudio del líquido cefalorraquídeo normal.TAC craneal con contraste: lesión hiperdensa a nivel del pedúnculo cerebeloso izquierdo y mesencéfalo izquierdo y en la unión cortico subcortical frontal izquierda, con edema, y efecto masa sobre el VL izquierdo y desviación de de la línea media a la derecha de unos 5 cm, sugestivas de LOES.RMN craneal: áreas hiperdensas en T2 y FLAIR en las mismas áreas que muestra la TAC, con signos de expansión, de contorno mal definido y poca captación de contraste sugestiva de proceso tumoral infiltrante.TAC toraco-abdominal: normal

JUICIO DIAGNÓSTICO

Dada la ausencia de demostración del tumor primario y los resultados de la RMN y la clínica progresiva se llega a la conclusión de que se trata de un tumor primario del SNC con metástasis intracraneal: probable gliomatosis cerebri.

DISCUSIÓN Y CONCLUSIÓN

En primer lugar, se decide tratamiento con dosis altas en bolos de Dexametasona para controlar los síntomas, a pesar de lo cual su situación va empeorando progresivamente: disminuye el nivel de consciencia, disfagia además de los síntomas anteriores. Llegados a este punto ¿cómo manejar a la paciente? Sabiendo que: La supervivencia media de los pacientes con GC está en torno a los 12 meses desde el diagnóstico. El abordaje terapéutico óptimo no está bien establecido: la cirugía suele ser impracticable por la naturaleza difusa de la lesión. La radioterapia, lleva asociada una gran toxicidad. Y la quimioterapia como tratamiento inicial está recogida en la literatura

aunque no se han publicado muchos estudios que lo avalan. Teniendo en cuenta todo lo anterior además de la edad de la paciente y su situación clínica y la gran velocidad de progresión de la enfermedad, se descarta realizar la biopsia cerebral ya que aumenta la infiltración, Y también se descarta realizar tratamiento con quimioterapia y/o radioterapia .y se opta por tratamiento paliativo.

DIAGNÓSTICO DIFERENCIAL

es muy amplio: Sd de Behçet, Sd Sjögren, la leucoencefalopatía isquémica, post radioterápica multifocal progresiva o posterior reversible, las encefalitis infecciosas o inmunitarias, las leucodistrofias, enfermedades desmielinizantes, linfomas cerebrales primarios y el ictus.

Palabras clave: Gliomatosis cerebri(GC). Ictus subagudo. RMN. Diagnóstico diferencial.

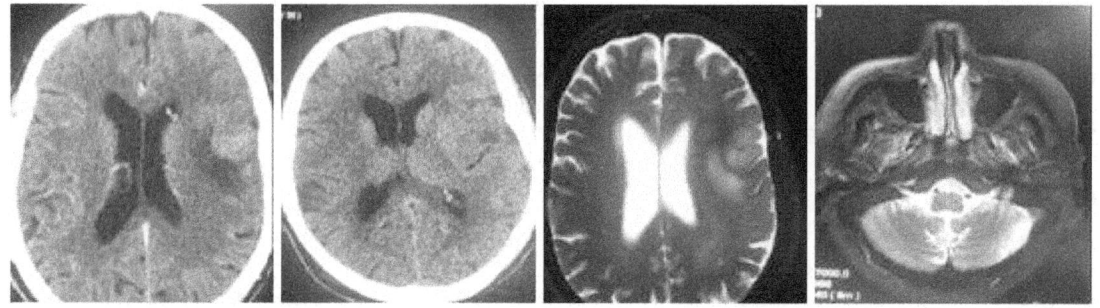

PREGUNTAS TIPO TEST

1. Cuales el signo de alarma que debería hacernos sospechar GC en esta paciente:

a. La aparición brusca de la clínica.

b. La progresión y empeoramiento de la paciente.

c. La no respuesta al tratamiento con corticoides

d. a y b

e. a y c

2. La supervivencia de un paciente tras la aparición de síntomas de una GC es de:

a. 3 meses

b. 6 meses

c. 9 meses

d. 12 meses

e. 24 meses

3. Para diagnosticar la GC , la prueba Gold estándar es:

a. TAC craneal sin contraste

b. RMN craneal T1

c. RMN craneal T2

d. RMN craneal Flair

e. c y d

4. Que tratamiento es más eficaz en la GC:

a. La radioterápica

b. La quimioterapia

c. La hormonoterapia

d. La cirugía

e. Ninguno

5. Uno de los siguientes entidades no forma parte del abanico del diagnóstico diferencial de la GC:

a. Linfomas cerebrales

b. Encefalitis infecciosas

c. Encefalitis infecciosas

d. Arteritis de la temporal

e. Sd Behçet, Sd Sjögren

BIBLIOGRAFÍA

(1)Oncología (Barcelona) *versión impresa* v.30 n.3 Madrid 2007 http://dx.doi.org/10.4321/S0378-48352007000300005 Gliomatosis Cerebri: diagnóstico y tratamiento con temozolomida, a propósito de un caso. Gentil González; C. López Jato; L. M. Vázquez Tuñas; I. Fernández Pérez; J. Carrasco Álvarez; B. Carnero López; P. G. Villarroel Servicio de Oncología Médica Hospital Xeral .Vigo (España)

(2)Gliomatosis cerebri J. Bruna [a], R. Velasco [a]. Unidad Funcional de Neuro-Oncología, Servicio de Neurología, Hospital Universitari de Bellvitge, L'Hospitalet de Llobregat. Facultad de Medicina, Departamento de Biología celular, Fisiología e Inmunología, Universitat Autònoma de Barcelona, Centro de Investigación en Red sobre Enfermedades Neurodegenerativas (CIBERNED), Bellaterra, Barcelona, España

(3)Harrison's Principles of Internal Medicine, 18e.Dan L. Longo, *Editor*, Anthony S. Fauci, *Editor*, Dennis L. Kasper, *Editor*, Stephen L. Hauser, *Editor*, J. Larry Jameson, *Editor*, Joseph Loscalzo, *Editor*

(4)Manual de principios de neurología (5 ed.) R.D. Adams; M. Victor, Interamericana de ediciones.

SOLUCIONES: 1b; 2d; 3e; 4e; 5d.

DOCTOR, NO VEO, PERO VEO RATAS

Autor: Carmen Fuentes Sainz

INTRODUCCIÓN

El Síndrome de Charles Bonnet (SCB) es un cuadro clínico caracterizado por alucinaciones visuales en pacientes con importante deterioro de la visión y estado cognitivo conservado.

La incidencia está aumentando en nuestro medio por el aumento de la esperanza de vida de nuestros pacientes, muchos de ellos con importantes déficits visuales secundarios a degeneración macular asociada a la edad (DMAE) y otras patologías oculares como glaucoma, cataratas, retinopatía diabética.

El conocimiento del SCB por parte de oftalmólogos, médicos de familia y servicios de urgencias es fundamental para evitar errores diagnósticos, derivaciones incorrectas y tratamientos innecesarios.

Las visiones pueden ser de objetos corrientes, como una botella o un sombrero, o pueden verse cosas extraordinarias, como dragones, ángeles, animales de circo, payasos y elfos.

El SCB está posiblemente infradiagnosticado por el desconocimiento de los médicos y por el miedo de los pacientes a ser catalogados como enfermos psiquiátricos.

A pesar de la gran variabilidad en los datos publicados se estima que entre el 12% y el 34% de estos pacientes entre 75 y 84 años presentan el SCB, aunque también se ha descrito en pacientes con buena visión y en baja visión en jóvenes y en niños.

CASO CLINICO

Mujer de 70 años.

Antecedentes personales:

- Desprendimiento de retina del ojo izquierdo a los 17 años y del ojo derecho a los 36 años con déficit visual severo.

- Síndrome metabólico.

- Síndrome depresión

- Tratamiento: Lobivon, amlodipino, atorvastatina, sertralina, alprazolam, lorazepam, repaglinida, sitagliptina.

Motivo de consulta:

La paciente refiere alucinaciones visuales (ve ratas) con autocrítica de las mismas y sin alteración del nivel de conciencia. Realizamos una analítica completa, siendo normales todos los parámetros. Ante la sospecha de patología psiquiátrica, remitimos a la consulta de especializada, donde le realizan un escáner craneal objetivandose una leve atrofia cortical y áreas de isquemia crónica periventricular. Le diagnosticaron de Síndrome de Charles-Bonnet, presentando alucinosis secundaria a su patología visual. Inician tratamiento con olanzapina 5 mg, recomendando mantener el tratamiento de forma indefinida. La paciente presentó una buena evolución clínica.

DISCUSIÓN Y CONCLUSIÓN

Al encontrarnos en la consulta de primaria con un paciente de edad avanzada que consulte por episodios de alucinaciones visuales que empeoran durante la noche o en la oscuridad, que sabe que no son reales y que presente patología ocular con pérdida de visión, deberemos plantearnos el diagnóstico diferencial con el SCB.

Es importante explicar al paciente la causa de sus síntomas, para disminuir la ansiedad secundaria a las alucinaciones y evitar que crea que se trata de un problema psiquiátrico.

Entre los fármacos utilizados en neurología y psiquiatría destacan antipsicóticos como olanzapina, risperidona y haloperidol y anticonvulsivantes como valproato y carbamacepina.

JUICIO CLÍNICO

Síndrome de Charles-Bonnet con alucinosis secundaria a su patología visual.

DIAGNÓSTICO DIFERENCIAL

El diagnóstico diferencial debe realizarse con patología psiquiátrica como esquizofrenia o depresión psicótica, enfermedades neurológicas como demencia o enfermedad de Parkinson, medicamentos como clonidina, bromocriptina o carbidopa y sustancias como alcohol y drogas.

Palabras clave: Charles-Bonnet, alucinaciones visuales, visión.

PREGUNTAS TIPO TEST

1- La edad más frecuente de aparición del SCB es:

a. 20-30 años

b. 30-40 años

c. 45-54 años

d. 65-74 años

e. 75-84 años

2- Los pacientes con SCB Plus presentan:

a. Déficit de visión y problemas psiquiátricos

b. Déficit de visión y alteraciones neurológicas

c. Déficit de visión e hipoacusia severa

d. Déficit de visión y alteración dermatológicas

e. Déficit de visión y patología pulmonar

3- El diagnóstico diferencial del SCB debe incluir:

a. Patología psiquiátrica

b. Patología neurológica

c. Medicamentos

d. Sustancias tóxicas

e. Todas la anteriores

4- El tratamiento de elección en el SCB es:

Explicar al paciente su cuadro clínico

Tratamiento de la patología visual subyacente

Mejora de los factores sociales asociados

Tratamiento farmacológico

Todas las anteriores

5- El SCB se caracteriza por:

a. Alucinaciones visuales

b. Deterioro visual

c. Estado cognitivo conservado

d. Ninguna de las anteriores

e. Todas las anteriores

BIBLIOGRAFÍA

1. Ibero Villa JL1, Alastuey Jiménez MC2, Alastuey Aisa M. Síndrome de Charles Bonnet. Noviembre 2005 (79), p. 733-734

2. Prado Serrano A, Prieto Ortiz M, Robles Bringas A. Síndrome de Charles Bonnet. Presentación de un caso. Rev. Mex Oftalmol; Julio-Agosto 2007; 81(4):222-226

3. Morcillo Gallego M, Bielsa Martín S, Porcel Pérez JM. Síndrome de Charles Bonnet. Form Med Contin Aten Prim. 2007; 14:423-4. - Vol. 14 Núm.07

SOLUCIONES: 1e; 2c; 3e; 4e; 5e

HERPES ZOSTER

Autor: Laura Velasco Arjona

RESUMEN

El Herpes zoster (HZ) está producido por la reactivación del virus varicela-zoster que permanece latente en los ganglios de las raíces posteriores de la médula. Tiene una incidencia en torno a 3 casos por cada mil habitantes y año, y aumenta con la edad. Afecta preferentemente a los dermatomas torácicos y la aparición de la lesión típica eritematovesicular que sigue una distribución metamérica permite hacer el diagnóstico.

A continuación presentamos el caso de un paciente varón de mediana edad, aprovechando para hacer una breve revisión del tema.

Palabras clave: Herpes Zoster, vesículas, virus varicela-zoster.

INTRODUCCIÓN

La infección por el virus varicela-zoster es el causante de la varicela; tras la resolución de esta, el virus permanece latente en la raíz dorsal del ganglio hasta que se produce la reactivación, dando como resultado el HZ, con afectación del dermatoma correspondiente a la raíz sensitiva en la que se aloja el virus. El desencadenante exacto es desconocido, aunque se relaciona con una disminución de la inmunidad celular está. Las situaciones en las que puede reactivarse son edad avanzada, tratamiento con corticoides o quimioterápicos, infección por virus de inmunodeficiencia humana, trasplante o neoplasia. Más raramente aparece el antecedente de traumatismo local, quemadura o radioterapia, aunque en algunas ocasiones no hay claro desencadenante.

La incidencia del HZ oscila entre 1,24 y 5,28c/l.000 habitantes y año. La incidencia va aumentando con la edad y en personas mayores llega a 12 casos por 1.000 habitantes y año. Entre un 10 y un 20% de las personas tendrán un HZ a lo largo de su vida. Aproximadamente el 80% de casos ocurre en personas mayores de 20 años. Es más frecuente en raza blanca que en raza negra y no hay preferencias estacionales ni sexo.

CASO CLÍNICO

Paciente de 58 años que acude a urgencias por lesión en piel a nivel dorsal.

- Antecedentes personales:

No alergias medicamentosas, Hipertensión diagnosticada hace 3 años con buen control con IECAs, niega otros antecedentes de interés. Intervenido de apendicitis y de amigdalectomía en la infancia. Sigue tratamiento habitual con Enalapril 10 mg cada 24 horas.

- Enfermedad actual:

Hace 4 días comienza con dolor a nivel dorsal, no recuerda traumatismo ni sobreesfuerzo previo. Consulta en su centro de salud por dicho motivo, pautando tratamiento con AINEs, sin objetivarse mejoría de la sintomatología.

Días después aprecia lesión en piel a ese nivel y por dicho motivo consulta en urgencias. No fiebre, no dolor a otro nivel ni lesiones cutáneas en otras regiones.

En el interrogatorio el paciente refiere haber pasado en la infancia infección por el virus varicela-zóster sin complicaciones.

- Exploración física:

Afebril, con buen estado general. Se objetiva dermatosis localizada en tronco, afectando a zona dorsal izquierda que se irradia hacia tórax, el cual inició con eritema y aparición de vesículas de aproximadamente 2-3 mm, las cuales se agrupaban en racimos y poseían una distribución lineal, actualmente en diferentes estadios de evolución. Sensibles a la palpación.

Ante dicho cuadro clínico se realizó el diagnóstico de herpes zoster; iniciándose tratamiento con Aciclovir tópico y sistémico con buena evolución clínica.

JUICIO DIAGNOSTICO

Herpes zoster.

DISCUSIÓN Y CONCLUSIÓN

La reactivación del virus puede ser asintomática, pero generalmente se manifiesta por dolor, seguido de las lesiones cutáneas eritematovesiculares que aparecen en el dermatoma correspondiente al ganglio afectado. La mayoría de los pacientes que desarrollan HZ cursan con 2-3 días de pródromo, que incluye el dolor, hormigueo y sensación de quemadura en la zona afectada; puede cursar con síntomas generales como: fatiga, náuseas, cefalea y febrícula. En esta fase inicial suele ser infradiagnosticado. Los dermatomas más frecuentemente afectados son: zona torácica(46%), zona lumbar(20%), trigémino(14,5%), cervical(12%), sacro(5%), facial(2%), diseminado(0,4%) y visceral(0,1%).

El HZ se desarrolla clínicamente como un exantema con eritema, pápulas, vesículas y pústulas que evolucionan dejando costras y cicatrices; generalmente en un dermatoma único con duración aproximada de 14-21 días. Puede ir seguido de parestesias o dolor tipo neurálgico a lo largo del dermatoma afectado. Habitualmente esto es suficiente para realizar el diagnóstico ya que es puramente clínico, solo excepcionalmente hay que tomar el contenido de las vesícula para realizar estudio citológico o cultivo. En pocas ocasiones las lesiones cutáneas no aparecen, siendo conocido como herpes sine herpete, en este caso es útil la PCR.

En cuanto a las localizaciones, cuando se ve afectada la raíz oftálmica del nervio trigémino puede ocurrir compromiso ocular y queratitis. Si afecta al ganglio geniculado puede producir el síndrome de Ramsay Hunt, caracterizado por dolor en el oído y parálisis facial unilateral transitoria acompañadas de vesículas herpéticas en el oído externo y en la membrana timpánica.

Las complicaciones son raras, salvo la neuralgia postherpética, la cuál generalmente resuelve en el transcurso de los siguientes 6 meses, aunque en el 1% de éstos permanece por un año o más. Dentro de las más frecuentes se encuentran la diseminación o la sobreinfección bacteriana por estreptococos o estafilococos. Otras complicaciones serían la debilidad del nervio facial periférico y sordera, conjuntivitis, queratitis, úlcera corneal, glaucoma o ceguera. La meningoencefalitis es más frecuentemente observada en inmunocomprometidos, así como la mielitis y angeítis granulomatosa.

En cuanto al tratamiento, lo que se pretende es controlar el dolor más intenso y el resto de los síntomas en la fase aguda, acortar la duración de la enfermedad, prevenir la aparición de complicaciones, tratar las complicaciones y prevenir el contagio.

Los antivirales orales constituyen la medida más eficaz para prevenir las complicaciones. El tratamiento sintomático se basa en el cuidado de las lesiones y en la analgesia. Se deben proteger las lesiones con apósitos estériles para evitar la sobreinfección bacteriana. El tratamiento del dolor agudo se realiza inicialmente con medidas locales como la aplicación de compresas frías y la administración de analgésicos como el paracetamol. En ocasiones la intensidad del dolor requerirá el empleo de analgésicos opiáceos. El bloqueo simpático proporciona una mejoría rápida, aunque temporal, del dolor agudo aunque no está demostrada su utilidad en el tratamiento de la neuralgia postherpética. La administración de corticoides puede estar indicada en algunas ocasiones.

En la actualidad existe evidencia de que el tratamiento antiviral de la enfermedad en el paciente inmunocompetente acelera la curación de las lesiones cutáneas, mejora el dolor agudo y disminuye la prevalencia, intensidad y duración del dolor crónico. Además, la administración de fármacos antivirales en las primeras fases del episodio agudo (dentro de las primeras 72h) de herpes zoster disminuye la incidencia de complicaciones asociadas, siendo la base del tratamiento y prevención de éstas. El herpes zoster que cursa con afectación de la rama oftálmica constituye una indicación absoluta del tratamiento antiviral por el riesgo de desarrollar complicaciones oculares. Además el tratamiento antiviral debe indicarse en los pacientes inmunodeprimidos con el fin de prevenir el desarrollo de infecciones diseminadas. (ver imagen 1 y 2)

En paciente inmunocompetentes menores de 50 años y con poco dolor, tratamiento sintomático; en inmunocompetentes, mayores de 50 años, con herpes oftálmico y con dolor leve moderado, Aciclovir 800mg/4 h, famciclovir 500 mg cada 8h, valaciclovir 1g cada 8 h, brivudina 125 mg/día, 7 días (valorar corticoides). En caso de pacientes inmunodeprimidos, valaciclovir o famciclovir oral, 7 o 10 días, o Aciclovir iv. (guía mensa 2014)

Para prevenir el contagio, destacar que el líquido de las vesículas contiene el virus, que produce menos contagios que cuando se inhala por vía respiratoria, pero hay que advertir de este peligro a inmunodeprimidos y a adultos inmunocompetentes sin antecedentes de varicela o con anticuerpos negativos. Si hay contagio en el primer caso se debe administrar gamamaglobulina específica. En el segundo caso, si hay frecuentes contactos con enfermos

con herpes zoster, debe valorarse la administración de vacuna de la varicela. Y reseñar que el contagio desencadenaría varicela.

Imagen 1 y 2.

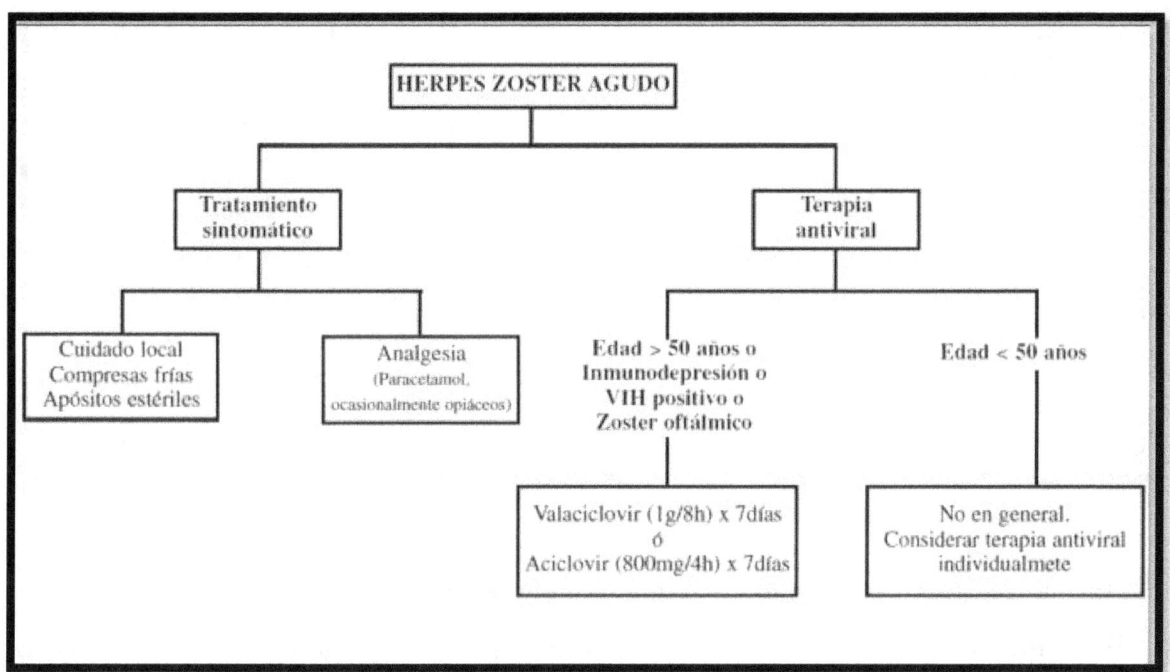

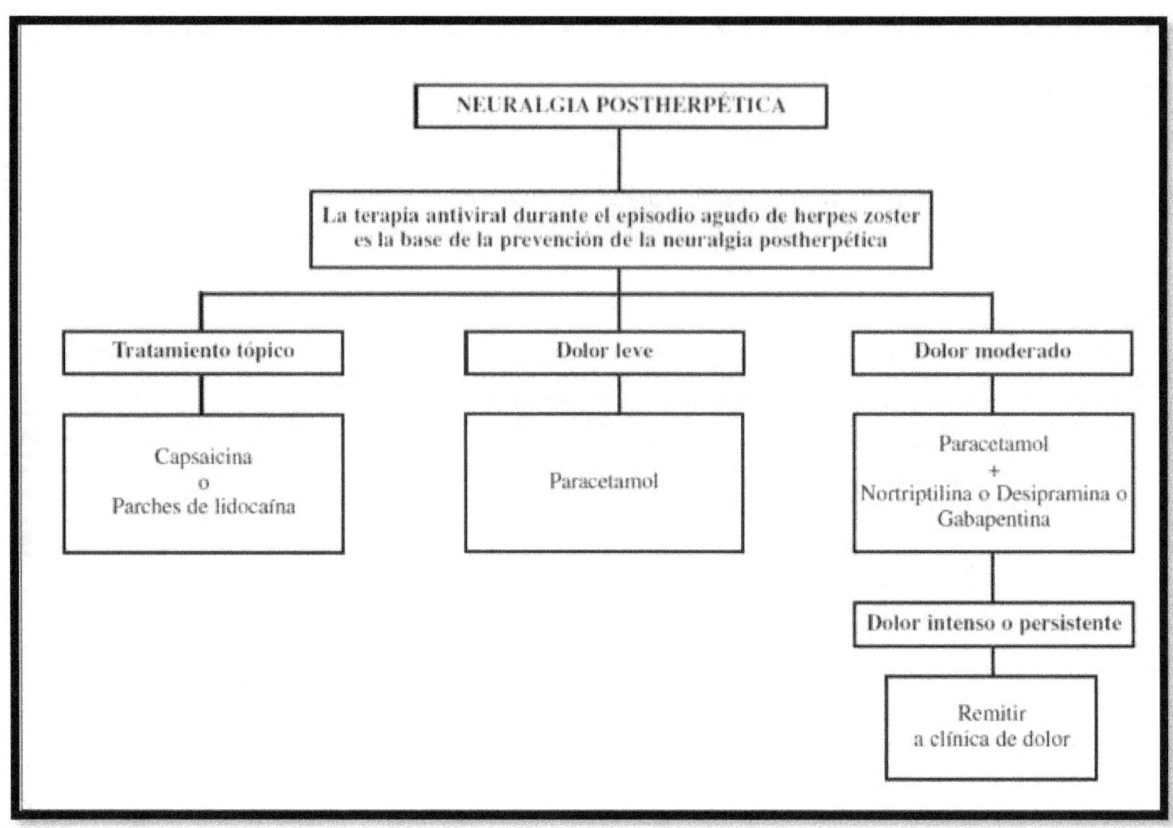

PREGUNTAS TIPO TEST

1- ¿Se acompañan de viremia las manifestaciones clínicas del herpes zóster?

a. Es muy infrecuente que se acompañe de viremia en los sujetos inmunocompetentes.

b. Si, es muy frecuente tanto en inmunodeprimidos como en inmunocompetentes.

c. Ninguna es correcta

2- ¿Qué inmunidad desempeña un papel fundamental en la reactivación del virus varicela-zóster (VVZ) latente?

a. Inmunidad humoral es la que tienen el papel fundamental.

b. La inmunidad mediada por células es la que tiene el papel más importante.

c. Ambas.

3- ¿Cuál es la complicación más frecuente del herpes zóster?

a. La neuralgia postherpética.

b. La diseminación.

c. La sobreinfección bacteriana.

4- ¿El herpes zóster en el paciente inmunodeprimido es más grave que en el inmunocompetente?

a. No.

b. Si. Además tienen más riesgo de neuralgia postherpética.

c. Sí. En el sujeto inmunodeprimido el exantema es más importante, de mayor duración

y puede diseminarse por la piel. Además, puede provocar viremia con diseminación al hígado, los pulmones, el intestino y el sistema nervioso. Sin embargo, el riesgo de padecer neuralgia postherpética no está elevado en estos pacientes.

5- ¿El herpes zóster puede causar un cuadro de varicela en los contactos?

a. No.

b. Si, el contenido de las vesículas contiene VVZ.

c. Si, antes de la aparición de las lesiones cutáneas.

BIBLIOGRAFÍA

1. Gnann Jr JW, Whitley RJ. Herpes zoster. N Eng J Med 2002;347:340-6.

2. Reuler JB, Chang MK. Herpes zoster: epidemiology, clinical features, and management. South Med J 1984; 77(9): 1149-56

3. Oxman MN, Levin MJ, Johnson GR et al. A vaccine to prevent herpes zoster and postherpetic neuralgia in older adults. N Engl J Med 2005; 352(22): 2271-84.

4. Picazo de la Garza JJ, Abad Cervero P, Moya Mir M. Estudio epidemiológico nacional sobre herpes zoster en España. Incidencia, manifestaciones cínicas y evolución. Madrid. TCC. 1999.

5. Mensa J, Gatell M, García-Sanchez E, Letang E et al Guía de terapéutica antimicrobiana 2014.

SOLUCIONES: 1a; 2b; 3a; 4c; 5b.

IMPÉTIGO CONTAGIOSO

Autor: Laura Velasco Arjona

RESUMEN

El impétigo es una infección bacteriana superficial de la piel, a continuación se expondrá el caso de una joven de 15 años y posteriormente una breve revisión del tema.

Palabras Clave: Piel, infección bacteriana, estreptococos.

INTRODUCCIÓN

Es una afección inflamatoria superficial de la piel, producida por cocos piógenos (Estafilococos, estreptococos o la combinación de ambos), altamente contagiosa, autoinoculable y benigna, más común en los niños que en los adultos, especialmente entre los 2 y 6 años de edad. Puede ser ampolloso o no ampolloso.

CASO CLÍNICO

Paciente mujer de 15 años, que acude al servicio de urgencias por lesiones en cara de una semana de evolución.

Niega alergias medicamentosas y antecedentes e interés, niega relaciones de riesgo, no tratamiento habitual ni intervenciones quirúrgicas.

Refiere cuadro de una semana de evolución de lesiones en zona perioral que se ha ido extendiendo y lesiones en zona malar, estas son inicialmente pequeñas lesiones vesiculo-pustulosas que rompen quedando una costra amarillenta (ver imagen 1), estas se unen en algunos puntos creando placas. Niega fiebre, clínica respiratoria u otra sintomatología.

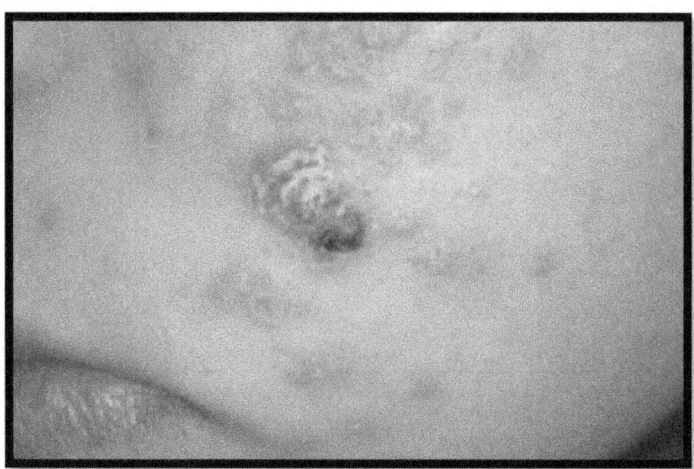

Imagen 1.

El diagnóstico de la paciente fue de impétigo contagioso, iniciándose tratamiento con antibióticos tópicos y dada la extensión también se iniciaron antibióticos sistémicos. La evolución fue favorable, con desaparición de las lesiones en unas 2 semanas.

JUICIO DIAGNOSTICO

Impétigo contagioso (no ampolloso).

DIAGNOSTICO DIFERENCIAL

- Pustulosis subcórnea, enfermedad de adultos, caracterizada por pústulas tensas en cuya base se identifican cambios tipo pústula espongiforme de Kogoj.

- Pénfigo superficial muestra erosiones cutáneas con signo de Nikolski positivo. Histológicamente predomina un denudamiento y acantólisis superficial sin vesiculo-pústulas.

- Necrolisis tóxica epidérmica y el síndrome de piel escaldada estafilocócico. En ambos casos de trata de un cuadro difuso grave en el que la epidermis aparece exfoliada en grandes áreas.

DISCUSIÓN Y CONCLUSIÓN

La etiología clásica de los impétigos ha sido el Streptococcus pyogenes para el convencional o contagioso y el Staphylococcus aureus para el ampolloso. Sin embargo, las series actuales indican que, en este momento, el estafilococo predomina en ambos casos.

Se podría clasificar en:

- Impétigo contagioso (no ampolloso).

- Impétigo ampolloso.

- Síndrome de la piel escaldada estafilocócico (SSSS).

El impétigo contagioso (no ampolloso) es una enfermedad endémica que en ocasiones se presenta en forma de brotes epidémicos y tiene una mayor incidencia en verano, sobre todo en climas cálidos. Afecta principalmente a niños y adultos jóvenes. La lesión inical es una pequeña vesiculo-pústula de base eritematosa, que se rompe rápidamente. El exudado se seca dando lugar a costras amarillentas que suelen ser gruesas (denominada costra melicérica), con eritema perilesional. La lesión crece de manera progresiva por la periferia, sin curación central. Las lesiones se localizan en cualquier parte de la piel con predominio en las áreas expuestas. No suele haber sintomatología sistémica, pero si las lesiones no se tratan adecuadamente, se pueden observar linfoadenopatías regionales. En cuanto a las complicaciones, estas son raras, aunque algunos pacientes pueden desarrollar una glomerulonefritis aguda.

El impétigo ampolloso puede producirse incluso en recién nacidos y niños muy pequeños. Suele ser esporádico y es más frecuente los meses de verano. Las vesículas no se rompen tan rápidamente y se transforman en ampollas de 1-2 cm, flácidas y sin eritema periférico. El contenido es inicialmente claro pero con la evolución se vuelve turbio. Al romperse la ampolla se forma una costra fina, de color marrón. El crecimiento de la lesión por la periferia y la tendencia a la curación central pueden dar lugar a lesiones anulares o circinadas. Aunque la cara es una localización habitual, las lesiones pueden aparecer en cualquier área incluyendo palmas y plantas. El número de lesiones suele ser reducido. La erupción puede mantenerse localizada o generalizarse. Los cultivos de las vesículas revelan estafilococos.

El síndrome de la piel escaldada estafilocócico (SSSS) se observa en recién nacidos y niños pequeños. Está causado por Stafilococo aureus que produce una exotoxina. Se inicia de modo rápido, con fiebre y eritema difuso seguido de la aparición de ampollas flácidas que se rompen con facilidad, dejando grandes áreas de piel pelada. Los cultivos del líquido de las ampollas suelen ser negativos. El foco de la infección estafilocócica es extracutáneo, especialmente las vías respiratorias altas. Suele curar en 7-14 días con o sin tratamiento, aunque en el 2-3% de los casos puede ser mortal.

Nuestro paciente presentaba un impétigo no ampolloso (que representa el 70% de los casos de impétigo). Habitualmente, sobre todo en el caso del impétigo estreptocócico, la puerta de entrada suele ser un traumatismo menor no tratado, aunque no siempre se evidencia una puerta de entrada clara.

El diagnóstico de esta paciente fue clínico, dado que presentaba inicialmente vesiculo-pústulas y grandes costras amarillentas. No presentando síntomas sistémicos ni grandes ampollas que nos hicieran pensar en un ampolloso. En su caso no se realizó cultivo del exudado, aunque se podría realizar para obtener el microorganismo exacto.

Las medidas higiénicas son extremadamente importantes a la hora de establecer el tratamiento de un impétigo, se recomiendan lavados con agua, jabones antisépticos y eliminación de las costras. En lesiones circunscritas, suele ser suficiente con la aplicación de estas medidas y antibióticos tópicos (ácido fusídico o mupirocina), reservándose la antibioterapia sistémica para lesiones más extensas, ausencia de eficacia al tratamiento tópico, o cuando se sospeche que el paciente no va a realizar las medidas higiénicas correctamente. Cuando esté indicado tratamiento sistémico de un impétigo, y no dispongamos del resultado del cultivo, deberemos tratarlo como si fuera estafilocócico, ya que es lo más frecuente, de modo que el tratamiento de primera línea sería cloxacilina, amoxicilina-clavulánico, cefalexina o ácido fusídico. De segunda línea o en pacientes alérgicos a la penicilina, se recomienda azitromicina, o clindamicina (el ácido fusídico también podría emplearse en alérgicos).

PREGUNTAS TIPO TEST

1- ¿Que tratamiento antibiótico pondrías en un paciente alérgico a penicilina?

a. Aitromicina.

b. Eritromicina.

c. Ninguno.

2- Indica la falsa en cuanto al diagnóstico:

a. El diagnóstico es clínico.

b. Para el diagnóstico siempre es necesario el cultivo.

c. Se puede realizar cultivo del exudado.

3- Los datos que apoyan el diagnóstico (indica la falsa)

a. Lesiones cutáneas vesiculopustulosas que se rompen dando lugar a costras amarillentas (melicéricas).

b. Ausencia de síntomas sistémicos.

c. Fiebre.

4- ¿Cuál sería el tratamiento de elección en las lesiones circunscritas?

    a. Medidas higiénicas y tratamiento ATB tópico.

    b. Tratamiento con corticoesteroides tópicos.

    c. Tratamiento ATB sistémico.

5- En cuanto a las complicaciones, señale la verdadera:

    a. La glomerulonefritis aguda es muy frecuente.

    b. Se pueden observar linfadenopatías regionales.

    c. La afectación visceral está dentro de las complicciones más habituales.

BIBLIOGRAFÍA

1. Habif TP. Bacterial infections. En: Habif TP, ed. Dermatología Clínica. 5th ed. St. Louis, Mo: Mosby Elsevier; 2009:chap 9.

2. Pasternack MS, Swartz MN. Cellulitis, necrotizing fasciitis, y subcutaneous tissue infections. En: Mandell GL, Bennett JE, Dolin R, eds. Principios y Práctica de Enfermedades Infecciosas. 7th ed. Philadelphia, Pa: Elsevier Churchill Livingstone; 2009:chap 90.

3. Mandell G, Douglas, Bennett J. Enfermedades Infecciosas. Principios y prácticas. 6ª ed. Madrid: Elsevier; 2006

SOLUCIONES: 1a; 2b; 3c; 4a; 5b.

LA ANEMIA

Autor: Paz López Alonso Abaitua

Palabras Clave: Anemia, Volumen Corpuscular Medio, Test Sangre Oculta en heces.

INTRODUCCIÓN

Las anemias constituyen un síndrome importante en Atención Primaria, tanto por su repercusión clínica, a veces grave, como por la considerable frecuencia de presentación en todos los países, existiendo grandes diferencias según el nivel de desarrollo de éstos y los diferentes subgrupos de población.

Según la Organización Mundial de la Salud (OMS) el 30% de la población mundial presenta anemia.

La **anemia** se define como la disminución de la masa de hemoglobina (Hb) circulante.

El parámetro más fiable es la cifra de concentración de Hb, considerando anemia en adultos cuando la Hb es inferior a 130 g/l en hombres y a 120 g/l en mujeres.

Debemos recordar que factores fisiológicos como la altitud, la gestación, la raza y el hecho de ser fumador, alteran los valores normales de la Hb.

La clínica depende fundamentalmente de la edad del enfermo, la velocidad de instauración de la anemia y la existencia o no de enfermedad de base.

En anemias de instauración rápida, los síntomas son más floridos, el paciente puede presentar taquipnea, disnea, taquicardia, mareos, cansancio, cefaleas y acúfenos, pudiendo producirse fallo cardiaco e incluso coma en los casos más graves.

Sin embargo, las anemias que como médicos de Atención Primaria vamos a manejar más frecuentemente, son anemias de instauración lenta, se toleran mejor y los pacientes pueden estar incluso asintomáticos. Los síntomas suelen ser cansancio, anorexia, disnea y taquicardia a grandes esfuerzos.

La palidez en piel y mucosas suele aparecer independiente del tiempo de instauración.

En función de criterios morfológicos (VCM de los hematíes y morfología) y fisiopatológicos (número de reticulocitos) se clasificará la anemia y se facilitará el estudio etiológico de la misma.

El parámetro analítico del que dispondremos en nuestra consulta o servicio de urgencias de rutina, será el **Volumen Corpuscular Medio**, en base al cuál podemos orientar la etiología de la anemia:

► Microcítica (VCM<80 fl)

Déficit de hierro: Sangrado a cualquier nivel, sobre todo digestivo por AINEs, neoplasia colónica, angiodisplasia, enfermedad inflamatoria intestinal, enfermedad celíaca, esofagitis, úlcera péptica.

Malabsorción

Déficit nutricional

Talasemias

Anemia de trastorno crónico

Anemia sideroblástica

► Normocítica (VCM 81-99 fl)

Anemia de trastornos crónicos: Infecciones crónicas, neoplasias, alteraciones reumatológicas.

Insuficiencia renal

Insuficiencia hepática

Alteraciones endocrinas

Síndrome mielodisplásico

Anemias hemolíticas

► Macrocítica (VCM >100 fl)

Secundaria a fármacos (Hidroxiurea, metrotrexate)

Nutricional (Déficit vit B12 o ácido fólico)

Macrocitosis marcada: síndrome mielodisplásico, anemia aplásica

Macrocitosis leves: alcoholismo, hepatopatía, anemia hemolítica.

CASO CLÍNICO

Varón de 73 años, vida activa, niega hábitos tóxicos, no enfermedades de interés, niega tratamiento habitual.

Refiere astenia progresiva los últimos dos meses. Diagnosticado en el servicio de Urgencias al inicio de la síntomatología de anemia ferropénica **con sangre oculta en heces negativa**. Se instauro tratamiento con hierro oral, sin embargo el paciente refiere aumento progresivo de la astenia.

No dolor abdominal, no anorexia, no cambios en el ritmo intestinal y ausencia de productos patológicos en las deposiciones.

En la exploración física destacaba palidez cutáneo mucosa, la auscultación cardiopulmonar era normal y el abdomen era blando, depresible, no masas o megalias a la palpación.

El hemograma demostró una hemoglobina de 6,9 con un VCM 71.

Se repitió el test de sangre oculta en heces que resultó postivo.

Se decidió dejas al paciente ingresado para no retrasar la realización de la colonoscopia más de 24 horas.

El diagnóstico trás la colonoscopia: Neoformación de ciego.

El estudio de extensión detectó adenopatía regionales y lesión focal hepática compatible con metástasis.

DISCUSIÓN Y CONCLUSIÓN

La anemia ferropénica de trata de una anemia de instauración lenta, por lo que se suele tolerar muy bien hasta llegar a cifras muy bajas de hemoglobina.

La Hb y el VCM estan disminuidos, aunque en un 30-40% de las anemias ferropénicas el VCM puede ser normal.

Los niveles de ferritina estan disminuidos, el hierro sérico puede ser normal o bajo y la transferrina esta elevada.

Las pérdidas de sangre por el tubo digestivo son las causa más probable, aunque siempre hay que descartar otras causas como aumento de la demanda, ingesta escasa o disminución de la absorción entérica.

Trás una sangre oculta en heces positiva, la colonoscopia es la prueba diagnóstica de elección.

JUICIO DIAGNOSTICO

Juicio Clínico: Neoformación de colón.

Diagnóstico diferencial: Gastritis erosivas, angiodisplasias, polipos, hemorroides.

PREGUNTAS TIPO TEST

1 ¿Cuál de las siguientes no es una característica de laboratorio de anemia ferropénica?

    a) Hemoglobina baja

    b)VCM disminuido o normal

    c)Transferrina baja

    d)Ferritina alta si enfermedad inflamatoria

    e)Ferritina baja si ausencia de enfermedad inflamatoria

2 Varón de 75 años, acude a urgencias por astenia progresiva, ¿Qué prueba diagnóstica no debe realizarse de entrada?

    a)Hemograma y bioquímica

    b)Test de sangre oculta en heces

    c)Parámetro de hierro

    d)Tac abdominal

    e)Coagulación

3¿Cuál de las siguientes afirmaciones sobre la anemia ferropénica es falsa?

    a)En niños y adolescentes el aumento de las demandas es la etiología más probable.

    b)El tratamiento con hierro oral es más efectivo trás las comidas.

    c)En cuadros graves puede ser necesario transfundir concentrados de hematíes e instaurar al mismo tiempo tratamiento con hierro.

    d)La pauta inicial en adultos: 100-200 mg/día.

    e)En pacientes gastrectomizados la disminución de la absorción entérica puede producir anemia ferropénica.

BIBLIOGRAFÍA

Atención Primaria: Conceptos, organización y práctica clínica. A.Martín Zurro J.F.Cano Pérez

Harrison Manual de Medicina 15ª Edición

Tratado de Fisiología Médica Guyton &Hall

SOLUCIONES: 1c; 2d; 3b.

1c La transferrina en la anemia ferropénica es alta, como mecanismo compensador en situaciones de déficit de hierro.

2d El TAC abdominal no es una prueba diagnóstica inicial, sino complementaria cuando sospechemos etiología digestiva.

3b El tratamiento será vía oral, con sales ferrosas preferentemente en ayunas, pues aumenta la absorción.

MIELOPATIA DE ORIGEN ISQUÉMICO

Autor: Nuria Calvo Mijares

RESUMEN

El término mielopatía hace referencia a la afectación medular y esta puede deberse a múltiples etiologías. La afectación medular puede llegar a tener consecuencias devastadoras ya que entre otras manifestaciones pueden producir cuadriplejia, paraplejia, y déficits sensitivos graves. Muchas de estas enfermedades de la médula espinal pueden ser reversibles si se diagnostican a tiempo y su pronóstico depende del diagnóstico precoz y preciso, por ello se consideran una de las urgencias neurológicas más importantes.

PALABRAS CLAVE: mielopatía, infarto medular, urgencia neurológica.

INTRODUCCIÓN

Debido a que la mayor parte de la circulación de la médula depende de 2 o 3 ramas principales arteriales, los segmentos medulares que coinciden con la zona limítrofe de las ramas de dichas arterias son especialmente vulnerables a la isquemia.

El pronóstico de las mielopatías va a depender de la causa, de la extensión de la lesión medular, la magnitud y la duración de los síntomas, cuando el paciente es evaluado por primera vez, y el nivel medular afectado.

La mielopatía isquémica, aunque es poco frecuente, alcanza cifras cercanas al 6-8%.

CASO CLINICO

Se trata de un paciente de 78 años, hipertenso, diabético, ex fumador y diagnosticado de EPOC. IQ: prostactectomía.

Tras unas semanas de transgresión dietética (apenas comías y había vuelto a fumar a raíz de la muerte de un hermano) presenta debilidad brusca en las piernas, con caída al suelo, persistiendo en los días posteriores debilidad y añadiéndose retención de orina, por lo que acudió a urgencias. Previo al ingreso el paciente presentaba alteraciones en la marcha pero era autosuficiente.

A la exploración física: TA 150/80, FC 95 lpm, Tª 36.3ºC, SatO2 97%. CYC: No se objetivaron adenopatías, ni se evidenciaron datos de ingurgitación yugular. Carótidas rítmicas y simétricas, sin soplos. Tórax: AC rítmica, sin soplos. AP: mvc, sin ruidos añadidos. Abdomen: masa región suprapúbica no dolorosa a la palpación. EEII: no edemas ni datos de TVP.

A la exploración neurológica cabe destacar paraparesia asimétrica. Extremidad inferior derecha con tono disminuido y fuerza 2-3/5. Extremidad inferior izquierda con tono mantenido globalmente a 3-4/5. Nivel sensitivo aproximado D10. Reflejos apagados en extremidades superiores y abolidos en las inferiores. RCP flexor bilateral.

En el servicio de urgencias se realiza analítica, ecografía de abdomen y elemental y sedimento de orina y ECG con los siguientes resultados:

Hemograma: leucocitos 16800 con granulocitosis.

Bioquímica: Glucosa 349, Urea 4.

Coagulación normal

Elemental y sedimento: nitritos positivos y presencia de glucosa (+++)

Eco abdominal: globo vesical con gran divertículo en pared lateral derecha y engrosamiento sugestivo de vejiga de lucha.

ECG: ritmo sinusal a 75lpm, Bloque de rama derecha.

Se realiza sondaje vesical y se ingresa el paciente a cargo del servicio de neurología que realiza otras pruebas diagnósticas ante la sospecha de mielopatía:

Punción lumbar: 2 células con 156 mg/dl de glucosa y 83.9 de proteínas. ADA<4.

Anatomía patológica del liquido cefalorraquídeo: citología hemática hipocelular negativa para malignidad.

RMN columna: lesión a nivel del cordón medular dorsal a la altura de D4-D5., que podría corresponder a lesión isquémica a dicho nivel.

Eco cardiograma: VD dilatado e hipertrófico.AD dilatada. Resto normal.

TAC toraco-abdominal: nódulo renal izquierdo de aproximadamente 26mm de tamaño, sospechoso de malignidad. Pequeño nódulo suprarrenal izquierdo de 15 mm. El estudio torácico mostraba algún tracto fibroso aislado en campo superior derecho y un aérea de atelectasia subsegmentaria subpleural en LLI.

Durante su ingreso el paciente fue tratado de forma inicial con corticoides, obejtivándose una ligera mejoría y mantiéndose estable. Fue valorado por el servicio de urología que consideraba alta la probabilidad de tumor renal pero en consenso con la familia y dada la situación del paciente se decidió no realizar medidas agresivas y mantener tratamiento conservador con control evolutivo en consultas. A las dos semanas se realizó una RMN de control con persistencia de aumento de señal intramedular anterior desde la mitad del cuerpo vertebral D3 hasta D6. Tras la administración de contraste y de forma tardía se objetivaba realce mal definido a lo largo de la lesión, con menor restricción de difusión en este momento que en la RMN inicial, lo cual apoya el proceso isquémico en fase subaguda como primera posibilidad diagnóstica.

JUICIO DIAGNÓSTICO

Se trata de una mielopatía D3-D6 de origen isquémico en un paciente que presenta FRCV y además un nódulo renal sugestivo de malignidad.

DISCUSION Y CONCLUSIÓN

La medula espinal es la estructura del SNC contenida dentro del canal vertebral. Está formada por múltiples vías ascendentes (preferencia sensitiva) y descendentes (preferencia motora) que acaban uniéndose para formar las raíces nerviosas que en última instancia conformarán los plexos nerviosos.

Debido a que la mayor parte de la circulación de la médula depende de dos o tres ramas principales arteriales, los segmentos medulares que coincidan con la zona limítrofe de las ramas de dichas arterias, alrededor de los segmentos torácicos 2º a 4º, son especialmente vulnerables a la isquemia.

Para el correcto diagnóstico y manejo de las enfermedades de la ME es imprescindible conocer la distribución anatómica de las vías aferentes y eferentes cerebrales a nivel medular y a nivel periférico donde se forman las estructuras que acaban contactando con el músculo estriado para producir su contracción, la irrigación de dichas estructuras y la fisiopatología.

El infarto medular es una entidad poco frecuente aunque puede ser producido por diversas causas. Se encuentra en cifras cercanas al 6-8%.

Un amplio espectro de enfermedades que pueden producir infarto medular como por ejemplo enfermedades y procedimientos que implican a la aorta toracoabdominal, oclusión arterial intrínseca resultante de ateriosclerosis, vasculitis, infección, oclusión embólica, trombosis, la hipoperfusion, etc.

Clínicamente se caracteriza por dolor súbito en la espalda a la altura de la lesión seguido de parálisis flácida bilateral y pérdida sensitiva disociada con la afectación de la sensibilidad por debajo del nivel del infarto. La alteración en el control esfinteriano es uno de los síntomas que debería hacernos pensar en una lesión de la médula espinal.

Al igual que en cualquier infarto el déficit es más marcado en los primeros días y puede resolverse con el tiempo. El pronóstico de las mielopatías va a depender de la causa, de la extensión de la lesión medular, la magnitud y la duración de los síntomas, cuando el paciente es evaluado por primera vez, y el nivel medular afectado.

La RMN es la prueba de elección ya que produce imágenes anatómicamente fieles de la médula espinal y la patología intramedular. También define el hueso adyacente y los tejidos blandos. El LCR generalmente es normal.

La localización de la isquemia a través del examen neurológico y de pruebas de imagen, combinado con intervenciones precoces para aumentar la perfusión medular es esencial para lograr un tratamiento efectivo y revertir el déficit motor. Suele producirse una mejoría gradual que puede prolongarse si el paciente recibe rehabilitación.

La edad avanzada, el déficit severo al inicio y la vasculopatía periférica son factores de riesgo de mortalidad en estos pacientes. La mayoría de los pacientes fallecen por complicaciones de la postración.

PREGUNTAS TIPO TEST

1. **¿Marca la falsa respecto al infarto medular?**

a. El infarto medular es una entidad poco frecuente

b. Se caracteriza por dolor súbito a nivel de la lesión.

c. El deficit es menos marcado en los primeros días

d. La RMN es la prueba de elección para su diagnóstico.

2. **El pronóstico de las mielopatías va a depender de:**

a. La causa

b. La extensión de la lesión

c. El nivel medular afectado

d. Todas son ciertas.

3. **El riesgo de mortalidad de los paciente con mielopatias isquémica estará marcado por:**

a. Edad avanzada, déficit al inicio del cuadro y vasculopatía severa

b. Edad avanzada, patología inmune asociada y mal control del dolor

c. Edad avanzada, hipoperfusión no mantenida y pérdida de control esfinteriano.

d. Edad avanzada, hipoperfusion mantenida y dolor

4. **¿Cuáles son los segmentos más frecuentemente afectados en la mielopatias isquémica?**

a. C2-C4

b. D2-D4

c. L2- L4

d. S2- S4

BIBLIOGRAFÍA

-Trastornos de la médula espinal. Manual Merck de diagnóstico y tratamiento. 10 ed. España: 1999. p1488.

-Mielopatías, neuropatías periféricas y miopatías. Manual de diagnóstico y terapéutica médica. Hospital Universitario 12 de Octubre. 7ª edición 2012. p 1191-1195

-Raúl Poblete S. Mielopatías isquémicas. Rev Chilena de Cirugía 2004; 56(4): 299-306)

-Miguel A. Serra Valdés, Gloria Susana Fabra Aguirre. Mielopatía isquémica: presentación de caso. Rev Cubana Neurol Neurocir. 2013; 3 (2): 88-92

-García JH. (1988). Morphology of global cerebral ischemia. Crit Care Med. 16: 979-987.

-Yusta Izquierdo. M.T. Andrés del Barrio . M. Alavena Brou. Mielopatías. Medicine 2011;10(77):5191-9

-Granados A; García L; Ortega C; López A. Enfoque diagnóstico de las mielopatías. Rev Colomb Radiol. 2011; 22:(3):3231-51

SOLUCIONES: 1.c, 2.d, 3.a, 4.b

NEUMOTÓRAX ESPONTÁNEO

Autor: Nuria Calvo Mijares

RESUMEN

Se conoce como neumotórax a la presencia de aire libre en el interior del espacio pleural. Esto condiciona un colapso pulmonar y como consiguiente una disminución de la capacidad ventilatoria. Los pacientes diagnosticados de neumotórax espontáneo son responsables del 20% de los ingresos en un servicio de cirugía torácica. Este porcentaje aumenta si nos referimos exclusivamente a los ingresados por la vía de urgencias.

PALABRAS CLAVE: Neumotórax, colapso pulmonar, pleurodesis, videotoracoscopia.

INTRODUCCIÓN

La incidencia anual de neumotórax espontáneo primario en la población general se estima entre un 5-10 /100.000 hab. por año (7.4-18/ 100.000 en varones, 1,2-6/ 100.000 en mujeres) El pico de incidencia se produce entre los 16 y 24 años. Se estima que las recurrencias tienen lugar en un 25-50% de los casos y la gran mayoría se observan durante el primer año.

CASO CLÍNICO

Se trata de un paciente de 17 años, sin antecedentes de interés ni hábitos tóxicos, que acude al servicio de urgencias por dolor torácico súbito iniciado mientras realizaba deporte, tipo opresivo, con dificultad respiratoria asociada. Niega traumatismos.

A la exploración física: TA 130/90, FC 95 lpm, Tª 36,8ºC, SatO2 96%. Taquipneico con trabajo respiratorio y ruido tipo estridor. CyC: normal. Tórax: A rítmica, sin soplos. AP: abolición del murmullo vesicular en hemitórax izquierdo. Abdomen: anodino. EEII: no edemas, no datos de TVP.

Se realiza ECG que resulta normal y Rx tórax objetivándose colapso del pulmón izquierdo lo que sugiere neumotórax espontáneo dado que el paciente no presentaba antecedentes relevantes. Se procede a la aspiración del aire de la cavidad torácica mediante drenaje de pequeño calibre, sin incidencias y con buena evolución clínica.

JUICIO CLÍNICO

Neumotórax espontáneo primario

DISCUSIÓN Y CONCLUSIÓN

El neumotórax es una entidad bastante común. En condiciones normales, la presión en el espacio pleural es menor que la presión atmosférica. La entrada de aire en el espacio pleural se puede producir por numerosos mecanismos aunque lo más común es un traumatismo existen circunstancias en las que no se puede identificar una causa desencadenante evidente. Esto nos permite clasificar el neumotórax en espontáneo, cuando no se evidencia causa aparente, o traumático. A su vez dentro del neumotórax espontáneo utilizamos el término primario para referirnos a aquel neumotórax que tiene lugar en personas sin patología pulmonar subyacente y secundario cuando se produce como complicación de una neumopatía ya conocida (EPOC, asma, cáncer de pulmón, enfermedades del tejido conectivo, infecciones o fibrosis quística). Otra entidad a considerar es el neumotórax catamenial que se produce como resultado de una endometriosis pleural y suele aparecer a las 24-72 horas de la menstruación. (tabla1)

El neumotórax espontáneo primario se suele producir como consecuencia de la rotura de una bulla pequeña localizada en la región apical. Es más frecuente en varones (6:1) menores de 40 años, delgados y los factores que se han propuesto como predisponentes son el tabaquismo, tener antecedentes en algún familiar (hasta en un 10% de los casos), el síndrome de Marfan, homocistinuria, y la endometriosis torácica. Se ha observado que la incidencia es mayor en sujetos que poseen el HLA haplotipo A2 B40. No existe relación directa con el ejercicio (<10%) El grado de repercusión funcional depende del tamaño del colapso y de la reserva funcional previa del paciente. Hasta en 5-10% de los casos puede ser asintomático y descubrirse de forma ocasional en radiografías de tórax realizadas por otro motivo. El dolor torácico y la disnea son los síntomas más frecuentes, ocurren en el 80-90% de los casos. Otros síntomas que pueden acompañar al neumotórax son tos seca, hemoptisis, síncope. En aproximadamente un 3% de los casos se produce un neumotórax a tensión.

La historia clínica y la exploración clínica nos permiten hacer un diagnóstico de sospecha que puede confirmarse a través de una prueba tan simple como es una radiografía de tórax. El TAC nos puede servir para identificar neumotórax de pequeño tamaño o para descartar enfermedad pulmonar subyacente.

En cuanto al tratamiento se recomienda la administración de oxígeno, reposo y drenaje torácico. Las técnicas de drenaje son varias, este se coloca en el segundo espacio intercostal, línea clavicular media o cuarto espacio axilar anterior preferentemente. La posibilidad de añadir una válvula de Heimlich unidireccional plantea la posibilidad de tratamiento de corta estancia o incluso ambulatorio para determinados casos. La pleurodesis es otra técnica terapéutica de interés en algunos tipos de neumotórax, el talco es el agente más utilizado y presenta unos resultados satisfactorios con un índice de recidiva del 7%.

La cirugía queda reservada para los neumotórax recidivantes con fuga aérea persistente (> 5 días), profesiones de riesgo (marineros, pilotos, camioneros, deportistas,etc), hemoneumotórax importante, lesiones pleuropulmonares que dificulten la reexpansión, neumotórax bilateral simultáneo, neumotórax contralateral, neumotórax a tensión. La videotoracoscopia es el tratamiento quirúrgico de elección en el neumotórax espontáneo primario y en muchos casos de neumotórax espontáneo secundario.

Tabla 1. Clasificación del neumotórax

1.   Espontáneo:

-       Primario: Sin causa aparente y sin patología pulmonar subyacente.

-       Secundario: Patología pulmonar subyacente.

-       Catamenial: En relación con la menstruación, endometriosis pleural.

2.   Traumático:

-       Iatrogénico: secundario a una manipulación instrumental (broncoscopia, toracocentesis, biopsia pleural , ventilación mecánica, etc)

-       No iatrogénico: traumatismo abierto o cerrado.

PREGUNTAS TIPO TEST

1.   ¿El pico de incidencia de neumotórax espontáneo primario ocurre?

a.   Entre los 16 y 24 años

b.   Entre los 20 y 40 años

c.   Por encima de los 40 años

d.   Por debajo de los 16 años.

2.   ¿Cuáles son los síntomas más frecuentes del neumotórax?

a.   Disnea y fiebre

b.   Disnea y dolor torácico.

c.   Dolor torácico y tos seca

d.   Dolor torácico y hemoptisis

3.   ¿Cúal es la técnica de imagen más utilizada para el diagnóstico de neumotórax?

a.   Radiografía simple

b.   TAC

c.   Videotoracoscopia.

d.   RMN

4.   Respecto al tratamiento del neumotórax, señala la correcta

a.   El drenaje torácico se coloca en el primer espacio intercostal, línea clavicular media o cuarto espacio axilar anterior preferentemente

b.   La posibilidad de añadir una válvula de Heimlich unidireccional plantea la posibilidad de tratamiento de larga estancia

c.   La videotoracoscopia es el tratamiento quirúrgico de elección

d.   La cirugía queda reservada únicamente para los neumotórax recidivantes con fuga aérea.

BIBLIOGRAFÍA

Manual de diagnóstico y terapéutica médica. Hospital Universitario 12 de Octubre 7ª edición.

Normativa sobre diagnóstico y tratamiento del neumotórax. Grupo de trabajo de la SEPAR. Arch Bronconeumol. 2002; 38:589-95

Noppen M. De Keukeleire T. Pneumothorax. Respiration 2008;76: 121–127.

C. González Maldonado, M. Díez Rodríguez, M. Abollado Rego, R. de Lucas de Lucas Neumotórax espontáneo a tensión. Revista SEMEGEN Medicina de Familia. Vol 36, Núm. 04. Abril 2010.

Actualización sobre Neumotórax. Rev Cubana Cir vol.52 no.1 Ciudad de la Habana ene.-mar. 2013

SOLUCIONES: 1.A, 2.B, 3.A, 4.C

NO TODO DOLOR LUMBAR ES OSTEOMUSCULAR

Autor: Marta Boada Díaz de Terán

CASO CLÍNICO

Varón de 76 años, con antecedente de hepatopatía por VHB, EPOC moderado, colecistectomizado, TBC residual.

Es visto por el SUAP dos veces en la misma semana por dolor lumbar, en zona paravertebral derecha, que impresiona de características mecánicas. Se le pone medicación IM con escasa mejoría.

En esa misma semana avisan al equipo de primaria por síncope.

Visto en domicilio el paciente está consciente y orientado, refiere caída al suelo y pérdida de conciencia de segundos de duración con malestar previo, sin dolor precordial, sin palpitaciones. Impresiona de un sincope vasovagal.

El ECG en domicilio esta en ritmo sinusal, con FC de 75 y sospecha de bloqueo incompleto de rama derecha, sin alteraciones en la repolarización

En la exploración impresiona la afectación del estado general, está afebril, Saturación de 92%, en la auscultación pulmonar se observan crepitantes en base derecha. Sobre esa zona, dolor que se desencadena al movimiento.

Se deriva al hospital para estudio de sincope, destacando el hallazgo de los crepitantes

Exploración y Pruebas complementarias:

En el hospital, inicialmente se centran en el estudio de sincope de causa cardiológica y le dan el alta sin hallazgos (no realizan placa de tórax)

Vuelve el paciente a urgencias hospitalarias, por su cuenta al día siguiente y es ingresado por neumonía en LID

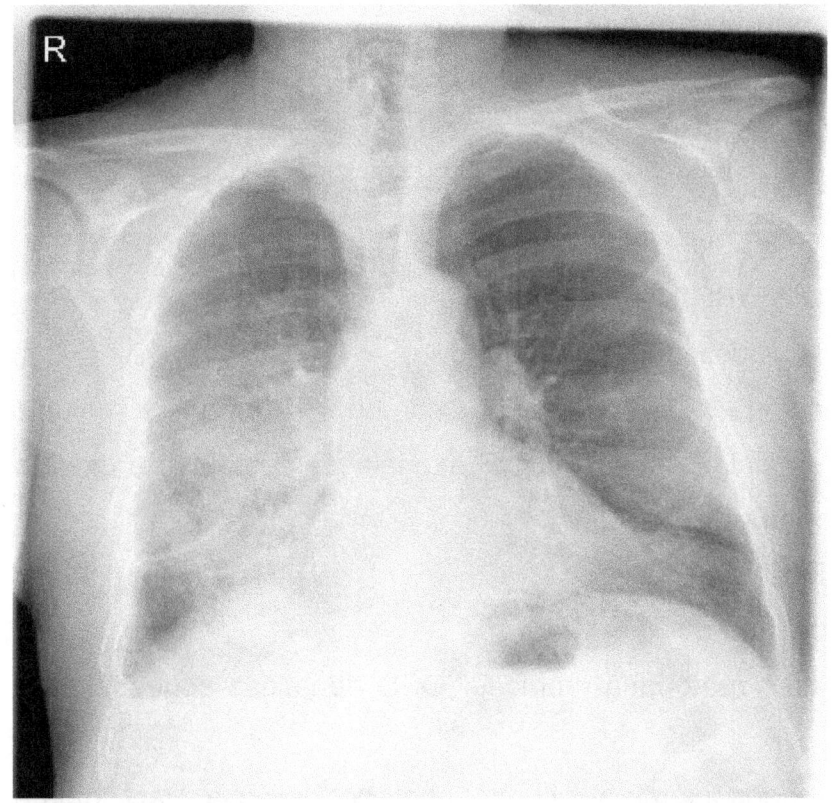

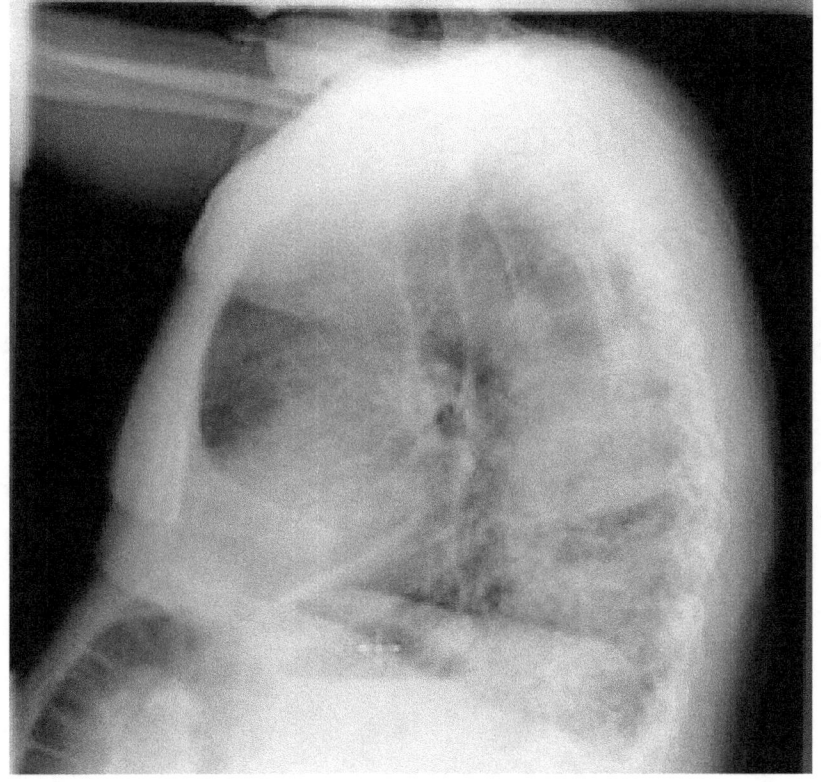

Analítica de urgencias y estudio hospitalario

Hemoglobina 15,7. Hematocrito 47. VCM 100. Leucocitos 6,8x 1000. (Granulocitos 64%, Linfocitos 6% cayados 22%) AP 68%INR1,28 Dímero D 740.

Glucosa 116, creatinina 0,96, Bil Total3.4, GOT 51, GPT 97, GGT 162

Troponina 0,01, CPK 130, BNP 244

Gasometría: PH7,37, PCO2 33, PO2 54

Ferritina 2868, Vit B12 1084. A. fólico 3

Orina: 7/10 leucocitos campo. 7/10 hematíes campo. Abundantes células transicionales. Abundantes células escamosas. Presencia de cristales de oxalato cálcico, flora bacteriana abundante.

Ag. Neumococo en orina: Positivo

Ag. Legionella en orina: Negativo

ECO abdominal: Rasgos de hepatopatia crónica. LOES hepáticas sugestivas de hemangiomas

TAC tóraco-abdominal: Condensación a nivel basal posterior derecha. Parénquima hepático con imagen hipodensa sugestiva de angioma. Resto sin hallazgos de significación patológica

JUICIO DIAGNOSTICO

Neumonía de LID

Insuficiencia respiratoria parcial, EPOC,

Hepatopatía en estudio

Diagnostico Diferencial de dorso- lumbalgias

Neumonía

TEP

Edema pulmonar

Pericarditis

Neoplasia

Contracturas musculares

Pielonefritis

Tratamiento

Spectracef 400 1 comp. cada 12 h. 5 días

DISCUSIÓN Y CONCLUSIÓN

En la derivación al hospital no expresé claramente la sospecha y necesidad de descartar radiológicamente una neumonía

Palabras clave: Neumonía adquirida en la comunidad, dolor.

PREGUNTAS TIPO TEST

1- Con respecto a la neumonía señala la falsa

a- La sintomatología habitual es tos fiebre, dolor pleurítico, disnea, aumento de secreciones mucopurulentas

b- analíticamente el hallazgo más importante es la leucocitosis

c- si hubiera leucopenia es signo de mal pronóstico

d- todas son falsas

e- verdaderas a.b.c

2- Señala la cierta

a- La prueba diagnostica mas importante es la Radiología

b- El aspecto radiológico puede ser en forma de infiltrado intersticial, condensaciones, cavitaciones

c-Se puede distinguir el origen bacteriano, atípico, vírico por el aspecto radiológico

d- todas son falsas

e- a y b son ciertas

3- Señala la verdadera

a- Ante clínica de neumonía, la radiología falsamente negativa se debe a la realización en un momento temprano de la enfermedad, a situaciones de neutropenia, deshidratación.

b-No se puede distinguir por el aspecto radiológico e origen bacteriano o no bacteriano

c-Una causa de Radiología falsamente negativa es la infección por Pneumocystis Carinii

d- En las infecciones por Pneumocystis Carinii la prueba mas sensible es el TAC

e- Todas son ciertas

4 Señala la verdadera con respecto a la detección de Ag. en Orina.

a-La determinación de Ag. En orina de Legionella y Pneumoco es una Tiene la ventaja, con respecto al cultivo de esputo que es una aproximación diagnóstica rápida ´

b- Tiene la desventaja que la determinación de legionella e útil para el grupo 1, que representa el 80% de las neumonías por legionella adquiridas en la comunidad

c- La determinación de Ag. Antineumococicos es útil pese a hacer comenzado con tratamiento antibiótico

d- La determinación de anfígeno antineumocócicos tiene como desventaja que no permite realizar antibiograma

e- todas son ciertas

5 Señala la correcta

a- Procalcitonina y PCR son útiles para determinar el origen bacteriano o vírico de la neumonía

b- Procalcitonina se relaciona con infecciones de origen viral

c- PCR aumenta en neumonías bacterianas

d- todas son ciertas

e – Todas son falsas

BIBLIOGRAFÍA

Bembibre Vázquez , Lorena, Lamelo Alfonsín, Fernando. "Neumonia adquirida en la comunidad (NAC)" Fisterra.com. (en linea) Ultima revisión 8-3-12.Fecha de consulta junio-2015. Disponible en : http://www.fisterra.com/guias-clinicas/neumonia-adquirida-comunidad-nac/

G. Barlett, John "Diagnostic approach to community-acquired pneumonia in adults" Uptodate.(en linea) mayo 2015. Consulta junio 2015 Disponible en :

http://www.uptodate.com/contents/diagnostic-approach-to-community-acquired-pneumonia-in-adults?source=search_result&search=neumonia+adquirida+en+la+comunidad&selectedTitle=2~150

NO TODO SON LUMBALGIAS E ITUS EN URGENCIAS

Una ETS en una mujer que "no ha tenido relaciones sexuales"

Autor: Marta Boada Díaz de Terán

CASO CLÍNICO

Mujer de 21 años que acude a un servicio de urgencias hospitalarias, acompañada de su madre, en 3 ocasiones por molestias urinarias inespecíficas, lumbalgia y dolor en hipogastrio, de meses de evolución.

En las dos primeras ocasiones se diagnosticó de ITU. Y lumbalgia. En analítica Leuco + hemat++. Sin respuesta a los tratamientos pautados.

Es en la tercera consulta cuando recibo a la paciente, acude por sintomatología semejante. Leves síntomas urinarios sin leucorrea, preguntada por posibilidad de embarazo refiere imposibilidad porque no ha tenido relaciones sexuales. En ese momento describe el dolor lumbar en zona sacra, como pesadez.

En el análisis de orina leucos +. Ante la nula respuesta a tratamientos anteriores con analgesia y antibiótico, curso sedimento urinario, aprovechando las posibilidades hospitalarias, donde, al cursar la muestra en fresco aparecen tricomonas.

Interrogada de nuevo sobre relaciones sexuales lo niega de nuevo tajantemente... Dudamos del hallazgo de laboratorio, que la técnico refiere como irrefutable.

Para cursar cultivo de exudado vaginal, para descartar otra patología infecciosa, y como un primer paso para el estudio completo, de ETS, por su médico de A.P. volvemos a interrogar a la paciente en privado y reconoce relaciones exclusivamente lésbicas. Ante la dificultad de exploración ginecológica con espéculo y exploración vaginal lo recoge la propia paciente (error, deberíamos habernos asegurado la toma correcta de la muestra y ver si había lesiones o signos en genitales externos o hacer un tacto rectal)

Vista por su MAP, 7 días después, la paciente sigue con clínica semejante. Y le niega tajantemente cualquier tipo de relación sexual. Suponemos que el hecho de ser varón y/o estar acompañada de nuevo por su madre, hace que la información obtenida en privado no haya podido constatarse. A partir de ese momento su médico busca, con pruebas complementarias el origen en pruebas de imagen digestiva y ósea. Se cierra la posibilidad de estudio ginecológico

Exploración y Pruebas complementarias:

Exploración física sin hallazgos.

Test de embarazo negativo

Sedimento urinario: leucocitos + hematies+ cristales de urato monosódico y tricomonas

ECO Abdominal y urológica, RX lumbo sacra y analítica. Todo sin hallazgos significativos

Tratamiento

Metronidazol 250 mg. 2/12 h 7 días

JUICIO DIAGNOSTICO

Vaginitis por Tricomonas. Probable Enfermedad Pélvica Inflamatoria a estudio.

La Tricomoniasis es una infección de transmisión sexual causada por el parásito Trichomonas vaginalis. Un protozoo móvil flagelado Se disemina a través de la relación sexual con un compañero infectado. Esto incluye relación sexual del pene a la vagina o contacto de vulva a vulva. El parásito no puede sobrevivir en la boca o en el recto. Infecta principalmente el epitelio escamoso del tracto urogenital, la vagina, la uretra y las glándulas parauretrales. Otras localizaciones menos comunes incluyen el cuello del útero, la vejiga, las glándulas de Bartolino y la próstata

DIAGNÓSTICO DIFERENCIAL

En principio con todas las enfermedades de Transmisión sexual N.Gonorrhoeae, Chlamydia Trachomatis, Gardnerella Vaginalis, Trichomoniasis. Todas ellas con posibilidad de complicarse desarrollando una EPI

DISCUSIÓN Y CONCLUSIÓN

Este caso plantea la limitación y a veces las ocasiones perdidas en la atención de urgencia, la premura de tiempo nos lleva a hacer diagnósticos estadísticamente probables.

Se constata la importancia de explorar en privado al paciente cuando haya incoherencias o dudas diagnósticas.

En este caso se ven las dificultades que tienen los pacientes para ser totalmente sinceros y la trascendencia que tiene la ocultación de información. En este caso el estudio ginecológico. Se ha abordado el tema razonablemente desde la sintomatología, pero vistos los resultados habría que descartar también una EPI por tricomonas

Palabra clave: Enfermedad Transmisión Sexual, Tricomonas vaginalis, Enfermedad Pélvica Inflamatoria (EPI).

PREGUNTAS TIPO TEST

1- ¿Qué afirmación es correcta?

a- La Trichomona vaginalis es una bacteria que responde bien al metronidazol

b- Es una causa de uretritis en varones, muchas veces asintomática

c- Es la principal causa de vaginitis en mujeres en edad reproductiva

d- Debería realizarse el tratamiento de compañeros sexuales

e- b y d son verdaderas

2- ¿Qué afirmación es verdadera?

a-La Trichomona afecta al epitelio escamoso de la región urogenital

b- Es posible, aunque más raramente la afectación de cérvix, glándulas de bartholino, próstata

c- Aunque está descrito la supervivencia en fomites, no parece que esta sea una vía de contagio

d- No se deben reiniciar relaciones sexuales hasta acabar el tratamiento tanto de la persona sintomática como de los compañeros sexuales

3- ¿Que afirmación es falsa?

a- El periodo de incubación es desconocido pero in Vitro sugiere un periodo entre 4-28 días

b-En mujeres se puede ver el estado de portador asintomático, sintomatología aguda, Enfermedad Pélvica Inflamatoria

c- El periodo asintomático puede persistir al menos 3 meses. Eso hace más difícil averiguar cuando ha adquirido la infección

d- -El diagnóstico se hace por observación en fresco

e- Todas son falsas

4-¿Qué afirmación es cierta?

a- Los síntomas más frecuentes son prurito, disuria secreción espumosa maloliente, dolor abdominal y dispareunia

b- En la afectación cronificada los síntoma son más suaves, prurito, secreción escasa.

c- En los varones la infección suele ser asintomática pero cuando aparecen los síntomas son semejantes a otras uretritis, con descarga uretral clara o mucopurulenta y/o con disuria

d- La falta de tratamiento de la infección en mujeres embarazadas pueden presentar riesgo de parto prematuro

e- Todas son ciertas

5-¿Qué afirmación es cierta?

a- El tratamiento se realiza con Metronidazol. Dosis única de 2 gr.

b-También se puede utilizar 500 mg/12 h. 7 días. Parece que es mejor tolerado

c- También es muy eficaz el tratamiento vaginal

d- a y b son correctas

e- a, b, c son correctas

BIBLIOGRAFÍA.

Jak D Sobel, MD. "Trichomoniasis". Uptodate. (Consulta mayo 2015)(pag 1-14)

http://www.uptodate.com/contents/trichomoniasis?source=search_result&search=tricomoniasis&selectedTitle=1~42

López- Álvarez Mouiño, José Luis. Fisterra (29-07-2014)

http://www.fisterra.com/guias-clinicas/vaginitis-por-tricomonas/

SÍNCOPE

Autor: Paz López Alonso Abaitua

Palabras Clave: Síncope, Presíncope, Vasovagal, Historia Clínica.

INTRODUCCIÓN

El síncope se define como la pérdida transitoria de la consciencia y del tono postural con recuperación espontánea y completa, debida a una disminución transitoria de la perfusión cerebral global.

En ocasiones existen síntomas premonitorios: debilidad, mareo, zumbido de oídos, sudor frío.

Se denomina presíncope a la sensación inminente de síncope sin llegar a perder la consciencia.

No son verdaderos síncopes al no cursar con una pérdida transitoria de la consciencia: caídas casuales, la cataplejía, los drop attacks, los pseudosíncopes psicógenos o los accidentes isquémicos cerebrales carotídeos.

Los síncopes verdaderos se clasifican en tres grandes grupos:

Síncope reflejo o neuromediado:

Vasovagal: inducido por estrés ortostático o emocional.

Situacional: tusígeno, estimulación gastrointestinal, postprandial, postejercicio.

Síncope del seno carotídeo.

Síncope por hipotensión ortostática:

Fármacos (diuréticos, vasodilatadores, neurolépticos...)

Depleción de volumen (hemorragias, Addison...)

Fallo autonómico primario (Parkinson, enfermedad cuerpos de Lewy) o secundario (amiloidosis, daño medular).

Síncope cardiaco:

De origen arrítmico

Enfermedad estructural cardiopulmonar

La máxima rentabilidad diagnóstica del tipo de síncope se obtiene de la historia clínica. Es imprescindible investigar la situación y desencadenantes, los síntomas premonitorios y posteriores al episodio, así como la existencia de cardiopatía o neuropatía con un cuidadoso exámen físico.

Entre las pruebas complementarias no pueden faltar un electrocardiograma, una analítica básica y una radiografía torácica.

Con esta evaluación se logrará un diagnóstico en el 90% de los pacientes con un síncope.

El síncope vasovagal es el más frecuente. El tratamiento consiste en explicar lo benigno del cuadro a pesar del riesgo de recurrencias, evitar los desencadenantes y, en pacientes con pródromos, las maniobras de contrapresión isométricas (cruzar las piernas en bipedestación).

Si en el estudio diagnóstico se encuentra una causa cardiológica o neurológica que justifique el síncope, el paciente deberá ser valorado por el especialista.

CASO CLÍNICO

Varón de 43 años, baja laboral por síndrome depresivo, ex fumador de cannabis. No otras enfermedades de interés. Tratamiento habitual: escitalopram.

El paciente refiere que se encontraba paseando en la calle cuando sin sentir mareo, sudoración o visión borrosa previa sufrió una pérdida de consciencia con caída al suelo. Recuperación espontánea (según testigos en menos de 1 minuto). No periodo de confusión posterior.

A su llegada a urgencias el paciente se encuentra consciente, orientado en tiempo y espacio, colaborador. Buen estado de hidratación y nutrición.

La auscultación cardíaca rítmica, sin soplos y la auscultación pulmonar reflejaba un murmullo vesicular conservado sin ruidos sobreañadidos.

El abdomen era blando, depresible, no doloroso a la palpación. No signos de focalidad neurológica a la exploración.

La radiografía era normal y no se identificaron hallazgos patológicos en el hemograma y bioquímica.

Sin embargo, en el electrocardiograma, el intervalo PR tenía una duración de 0,25 segundos, siendo precedido de QRS. Se diagnosticó al paciente de bloqueo auriculoventricular de primer grado.

DISCUSIÓN Y CONCLUSIÓN

El síncope es una entidad con múltiples causas. El médico de Atención Primaria debe ser capaz de diagnosticarlo, haciendo un adecuado diagnóstico diferencial y confirmar que se trate de un verdadero síncope.

Se realizarán al menos tres pruebas complementarias (no pueden faltar en el paciente que haya sufrido un verdadero síncope): Electrocardiograma, radiografía torácica, hemograma y bioquímica.

Con las pruebas complementarias y una completa historia clínica debemos descartar que exista una causa cardiaca o neurológica que justifique el síncope, pues son causas potencialmente graves que deben detectarse y someterse un control por el especialista correspondiente.

PREGUNTAS TIPO TEST

1 ¿Cuál es la causa más frecuente de síncope en la población general?

> a)Fármacos
>
> b)Vasovagal
>
> c)Situacional
>
> d)Depleción de volumen
>
> e)Arritmias cardiacas

2 ¿Cuál es el procedimiento de máxima rentabilidad diagnóstica en el síncope?

> a)Electrocardiograma
>
> b)Historia Clínica
>
> c)Historia Clínica
>
> d)Exploración física
>
> e)Hemograma y bioquímica

3 Indique la falsa respecto al síncope

> a)En el síncope la recuperación de la consciencia es espontánea y completa.
>
> b)Con frecuencia están ausentes los síntomas premonitorios.
>
> c)El pronóstico del síncope en general es malo con una mortalidad alta.
>
> d)Existe riesgo de recurrencias.

e)El test de ortostatismo o bipedestación activa puede ser útil en el diagnóstico.

BIBLIOGRAFÍA

Daroff RB, Martin JB. Síncope. En Fauci AS, Braunwald E, eds. Harrison Principios de Medicina Interna 15ª edición.MadridGuía Clínica del Síncope Fisterra Atención Primaria: Conceptos, organización y práctica clínica. A.Martín Zurro J.F. Cano Pérez

SOLUCIONES: 1a; 2b; 3c.

1a El síncope vasovagal es el tipo más frecuente. Se desencadena ante la bipedestación prolongada, la visión de sangre, ambientes calurosos o estrés emocional.

2b La máxima rentabilidad para el diagnóstico del síncope se obtiene de la historia clínica.

3c El pronóstico del síncope es excelente y la mortalidad es prácticamente nula.

SINDROME DE EKBOM (DELIRIO DE PARASITOSIS)

Autor: Carmen Fuentes Sainz

INTRODUCCIÓN

El síndrome de Ekbom es un trastorno psiquiátrico, incluido dentro de los trastornos delirantes de tipo somático,en el que los pacien-tes tienen una idea falsa y fija de estar infestados por parásitos.

La clasificación clínica más utilizada es:

1-Delirio de parasitosis primario y psicótico: ésta es la única alteración psicológica.

2-Delirio de parasitosis secundario y funcional: existe un trastorno psiquiátrico subyacente.

3-Parasitosis delirante orgánica secundaria: cuando existe un trastorno médico subyacente (consumo de tóxicos, déficits vitamínicos, patología renal o hepática inductora de prurito, virus de inmunodeficiencia humana (VIH), etc.).

Los pacientes refieren prurito intenso y la presencia de múltiples lesiones producidas por parásitos que habitan bajo su piel. Es una patología muy incapacitante para el paciente, llegando a producirse lesiones en la piel al tratar de extraer los parásitos.

Esta enfermedad es poco frecuente en la consulta de Atención Primaria, pero supone un gran reto para el profesional que se enfrenta a ella, ya que a pesar de los múltiples tratamientos pautados para el prurito, éste no cede e incluso puede acentuarse, lo cual ocasiona una elevada demanda de consultas por parte del paciente.

La gran dificultad diagnóstica del Síndrome de Ekbom, se debe a la falta de Insight, es decir, a la nula conciencia de estar sufriendo una enfermedad psiquiátrica y a que el paciente realiza una vida normal al margen de estas ideas delirantes y no presenta afectación de otras funciones psicológicas.

CASO CLÍNICO

Antecedentes Personales:

Varón de 45 años

- Sin alergias medicamentosas conocidas

- Ex adicto a drogas por vía parenteral desde hace 20 años

- VIH positivo

- Virus Hepatitis C positivo

- Tratamiento: Triple terapia antirretroviral

Motivo de consulta:

El paciente acude a la consulta por presentar prurito generalizado y lesiones por todo el cuerpo, sobre todo en los brazos, notando la presencia de "bichos" bajo la piel.

En la exploración física, destaca la presencia de lesiones múltiples en tronco y extremidades superiores e inferiores con datos de sobreinfección por rascado de las mismas.

Se le pauta una pomada antibiótica para que se aplique en las lesiones y un antihistamínico para el prurito.

Dos semanas después, el paciente acude de nuevo por persistencia de prurito generalizado. En el discurso del paciente persiste la ideación de la presencia de "bichos", siendo estos los causantes del picor y de las lesiones.

En la exploración física presenta las mismas lesiones que en las visitas anteriores pero acentuadas por rascado.

Se solicita analítica general con hemograma, bioquímica, función hepática, perfil de hierro, velocidad de sedimentación globular (VSG), proteinograma, Anticuerpos antinucleares (ANA´s), hormonas tiroideas, Inmunoglobulina E y anisakis, estando todos los valores dentro de la normalidad.

Se plantea el diagnóstico diferencial con escabiasis, iniciando tratamiento con permetrina.

De nuevo el tratamiento es ineficaz acudiendo el paciente a la consulta refiriendo la persistencia de los síntomas.

Ante el fracaso terapéutico y la normalidad de las pruebas analíticas, se decide realizar una interconsulta al servicio de dermatología para su valoración.

El paciente es visto en dermatología donde le diagnosticaron de Síndrome de Ekbom o delirio de parasitosis, indicando la necesidad de ser valorado por el servicio de psiquiatría, ya que se trata de una patología no cutánea.

Finalmente, remitimos al paciente a psiquiatría, donde le diagnosticaron de Síndrome de Ekbom secundario a patología orgánica en paciente VIH positivo e inician tratamiento con risperidona, presentando el paciente en las semanas siguientes una clara mejoría del cuadro, hasta llegar a desaparecer tanto el prurito como el delirio de parasitosis.

DISCUSIÓN Y CONCLUSIÓN

El caso que nos ocupa ha sido diagnosticado de Síndrome de Ekbom o delirio de parasitosis secundario a VIH, aunque no es una conclusión libre de dudas dado que el diagnóstico diferencial con este síndrome sigue sin estar claramente definido.

En la consulta de atención primaria realizaremos una exploración física del paciente, buscando lesiones cutáneas.

Después, realizaremos una analítica completa para estudiar el prurito, la cual debe incluir:

Hemograma, bioquímica, función renal, Hierro y ferritina, hormonas tiroideas, VSG y ANA´s, proteinograma, virus hepatitis C y VIH, inmunoglobulina E, anisakis y parásitos en heces x 3, analítica básica de enfermedad celíaca.

Realizaremos una anamnesis completa en la cual le preguntaremos al paciente por las características del prurito y si lo relaciona con alguna causa.

Ante la normalidad de pruebas complementarias y descartando siempre la presencia de un trastorno psiquiátrico primario, debemos centrarnos en buscar un cuadro orgánico secundario que justifique el cuadro.

El Síndrome de Ekbom requiere un abordaje multidisciplinar entre atención primaria y atención especializada. Además el paciente debe aceptar la participación del psiquiatra en su tratamiento siendo necesario para conseguirlo tratar el tema desde la consulta de atención primaria, estableciendo una buena relación basada en la confianza, para conseguir que el paciente tome conciencia de su enfermedad.

JUICIO DIAGNOSTICO

Síndrome de Ekbom o delirio de parasitosis secundario a VIH.

PALABRAS CLAVE: parasitosis, delirio, orgánica

PREGUNTAS TIPO TEST

1- ¿Qué es el síndrome de Ekbom?

a.   Alteración de la visión

b.   Artromialgias

c.   Enfermedad reumatológica

d.   Delirio de parasitosis

e.   Ninguna de las anteriores

2- El síndrome de Ekbom se clasifica en:

a.   Primario

b.   Secundario

c.   Orgánico

d.   Ninguna de las anteriores

e.   Todas las anteriores

3- Ante la sospecha de este síndrome debemos realizar:

a.   Anamnesis completa

b.   Exploración física

c.   Analitica completa para prurito

d.   Ninguna de las anteriores

e.   Todas las anteriores

4- El abordaje de este síndrome debe ser:

a.   Multidisciplinar

b.   En atención primaria

c.   En dermatología

d.   En medicina interna

e.   En psiquiatra

5- El tratamiento de elección en el síndrome de Ekbom por su poca prevalencia de efectos secundarios son:

a. Inhibidores selectivos de la recaptación de serotonina

b. benzodiazepinas

c. antipsicóticos atípicos

d. neurolépticos

e. antiepilépticos

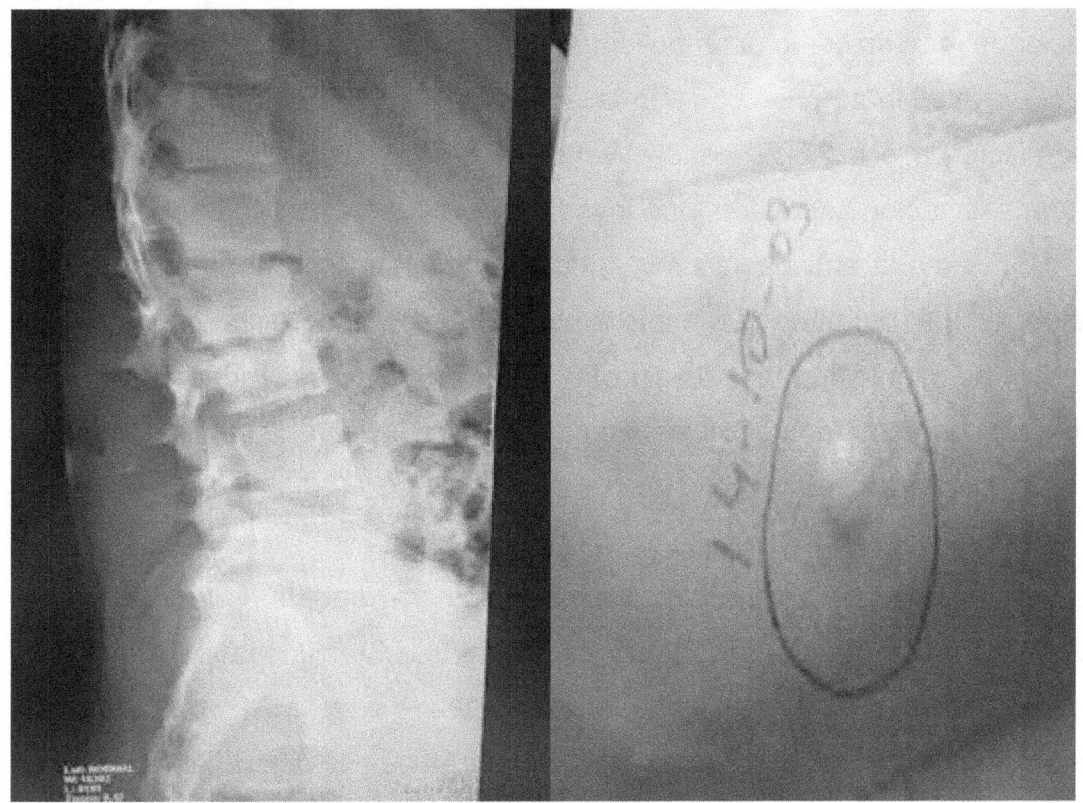

BIBLIOGRAFÍA

1. Moreno Vázquez K y col. Síndrome de Ekbom. Dermatología Rev. Mex Volumen 51, Núm. 2, marzo-abril, 2007

2. Alonzo Romero PL y col. Delirio de parasitosis. Dermatología Rev. Mex 2008; 52(6):263-7

3. Viejo JL, Sánchez C. Una infestación parasitaria por insectos ficticia. Descripción de un caso de Síndrome de Ekbom. Bol. R. Soc. Esp. Hist. Nat. Sec. Biol., 104, 2010, 47-49

SOLUCIONES: 1d; 2e; 3e; 4a; 5c.

TROMBOSIS VENOSA PROFUNDA: DIAGNÓSTICO SEGÚN EL MODELO CLÍNICO PREDICTIVO

Autor: Najoua Guelai

RESUMEN

La trombosis venosa profunda (TVP) es un proceso frecuente que puede causar complicaciones graves como el embolismo pulmonar por eso es tan importante su diagnóstico y tratamiento precoces. En la actualidad un algoritmo que combina la probabilidad clínica o los criterios de Wells, el dímero D y la ecografía venosa permite una estimación adecuada y no invasiva de la TVP. La base del tratamiento inicial de la TVP es la anticoagulación, fundamentalmente con heparinas de bajo peso molecular que permiten el manejo ambulatorio de forma eficaz y segura. La duración del tratamiento depende de si la TVP es idiopática o secundaria a un factor de riesgo transitorio. La trombolisis y el empleo de filtro en la vena cava se reservan para situaciones especiales.

DESCRIPCIÓN DEL CASO

Mujer de 90 años. Con antecedentes personales de diabetes mellitus tipo 2, demencia senil .En tratamiento con Metformina, Sitagliptina, Pantoprazol, Somazina. Con apoyo socio familiar adecuado. Acude a su MAP, por presentar dolor, inflamación y enrojecimiento de EII de 3-4 horas de evolución. Sin otra clínica acompañante. No refiere traumatismo, cirugía, ni inmovilización previa

EXPLORACIÓN FÍSICA: Constantes normales, Buen estado general. Consciente, orientada. Bien nutrida e hidratada. CyC: normal. Auscultación cardiaca rítmica con soplo aórtico y pulmonar normal. Abdomen: anodino. EID normal.EII: inflamada, enrojecida, caliente, empastada, dolorosa a la palpación, y edematosa desde los gemelos hasta el muslo. Pulso pedio débil. Ante la alta sospecha de TVP,se empieza tratamiento con heparina, y se deriva con carácter urgente al hospital para realizar pruebas complementarias y confirmar el diagnóstico

PRUEBAS COMPLEMENTARIAS: Hemograma normal, Bioquímica normal, Coagulación: Dimero-D 12911.Se realiza Eco Doppler venoso de la EII donde se objetiva material ecogénico en el interior de las venas femoral común, superficial y poplítea, con extensión al cayado de la vena safena interna y cranealmente hacia la vena ilíaca externa izquierda. Lo que confirma el diagnóstico de TVP

DISCUSIÓN Y CONCLUSIONES

El diagnóstico realizado por el MAP está basado en el modelo clínico predictivo de la TVP o criterios de Wells que consiste en puntuar los hallazgos clínico: un punto por cada manifestación clínica: Cáncer activo actual. Parálisis o inmovilización de la extremidad. Reposo en cama de más de 3 días o cirugía mayor en tos últimos 3 meses. TVP previa. Dolor localizado en la distribución del SVP. Edema con fóvea confinado a la extremidad afectada. Aumento del diámetro de la extremidad afectada más de 3 cm comparando con la extremidad sana. Hinchazón de toda la extremidad. Circulación colateral superficial venosa. Diagnóstico alternativo al menos tan probable como la TVP esta última puntúa (-2 puntos). Por lo tanto: Probabilidad alta hasta 75% si: ≥ 3 puntos. Probabilidad intermedia hasta 17% si: 1-2 puntos. Probabilidad baja 3%: 0 puntos. En nuestro caso la paciente presenta (hinchazón de pantorrilla y de toda la EII, dolor y edema) por lo tanto sumamos 4 puntos (1). Así que el MAP diagnóstica a la paciente de TVP que posteriormente lo confirma el ECO Doppler. La toma de la decisión final gira entorno a 2 aspectos: la duración del tratamiento y la realización del tratamiento ambulatoriamente o en el hospital. Dado que es el primer episodio de TVP idiopática sin factor de riesgo reconocible: sin inmovilización, ni parálisis, ni cirugía mayor en los últimos 3meses, ni neoplasia asociada ni consumo e ACO,se decide tratamiento anticoagulante con HBPM 12500 cada 24 horas más sintrom 4 mg según pauta de hematología la primera semana y luego seguir solo con sintrom durante 6 meses. En caso que la TVP fuera asociada a un factor de riesgo transitorio, el tratamiento dura 3 meses. Y en la que presentan un factor de riesgo permanente o hereditario o es recurrente el tratamiento es indefinido (1). Por otro lado teniendo en cuenta que la paciente no tiene alto riesgo de sangrado, ni TVP masivo ni gran comorbilidad además de tener buen soporte familiar se decide tratamiento ambulatorio (2)

DIAGNÓSTICO DIFERENCIAL: se debe de hacer con las siguientes entidades: Trombosis venosa profunda. Flebitis superficial. Rotura de quiste de Baker Lesiones musculotendinosas. Cellulitis. Síndrome postrombótico. Linfedema. (3)

PALABRAS CLAVE: TVP. Modelo clínico predictivo. Criterios de Wells. ECO Doppler. DimeroD.

PREGUNTAS TIPO TEST

1. La prueba gold- standar para el diagnostico de la TVP es:

a.   Dimero D

b.   La clínica

c.   La Eco Doppler

d.   La clínica y Eco doppler

e.   La clínica y Dimero D

2. Cuál de los siguientes factores no supone un factor de riesgo para la TVP:

a.   Cirugía mayor en los últimos 3 mese

b.   Tomar anticonceptivos orales

c.   Inmovilización

d.   Antecedentes de neoplasia

e.   Enfermedades cardíacas.

3. El modelo clínico predictivo está basado en los:

1.   Criterios de GINEBRA.

2.   Criterios de PESI

3.   Criterios de WELLS

4.   Criterios de NYHA

5.   Criterios de OSLO

4. La duración del tratamiento de la TVP de causa conocida es de:

a.   3 meses

b.   6 meses

c.   9 meses

d.   12 meses

e.   indefinido

5. Nuestra paciente presenta una TVP idiopática, cual seria la duración del tratamiento:

a.   1 mes

b.   2 meses

c.   3 meses

d.   6 meses

e.   un año

BIBLIOGRAFIA

(1)Nuevos criterios para el diagnóstico y tratamiento de la trombosis venosa profunda de los miembros inferiores F. GABRIEL BOTELLA, M. LABIÓS GÓMEZ Servicio de Medicina Interna. Hospital Clínico Universitario. Valencia AN. MED. INTERNA (Madrid) Vol. 21, N.º 8, pp. 400-407, 2004

(2) Diagnóstico diferencial del dolor agudo en la pantorrilla "Más allá de la trombosis venosa profunda" Salvador Selfa Moreno Hospital Lluís Alcanyí Xàtiva (Valencia)

(3) CHEST february 2012. Antithrombotic therapy and prevention of thrombosis. 9TH.ed ACCP. Guidelines.

SOLUCIONES: 1d; 2e; 3c; 4a; 5e.

HEMORRAGIA SUBCONJUNTIVAL ¿BANALIDAD O TRAMPA?

Autor: Ana Machín Mahave

RESUMEN

Se describe a continuación un caso clínico de un paciente con un hematoma subconjuntival tras un traumatismo. Lo que parece una patología banal puede convertirse en grave cuando se asocia a determinadas lesiones asociadas ocultas por lo que debemos realizar una buena anamnesis y exploración para realizar un diagnóstico diferencial adecuado y no pasemos por alto lesiones de importante gravedad.

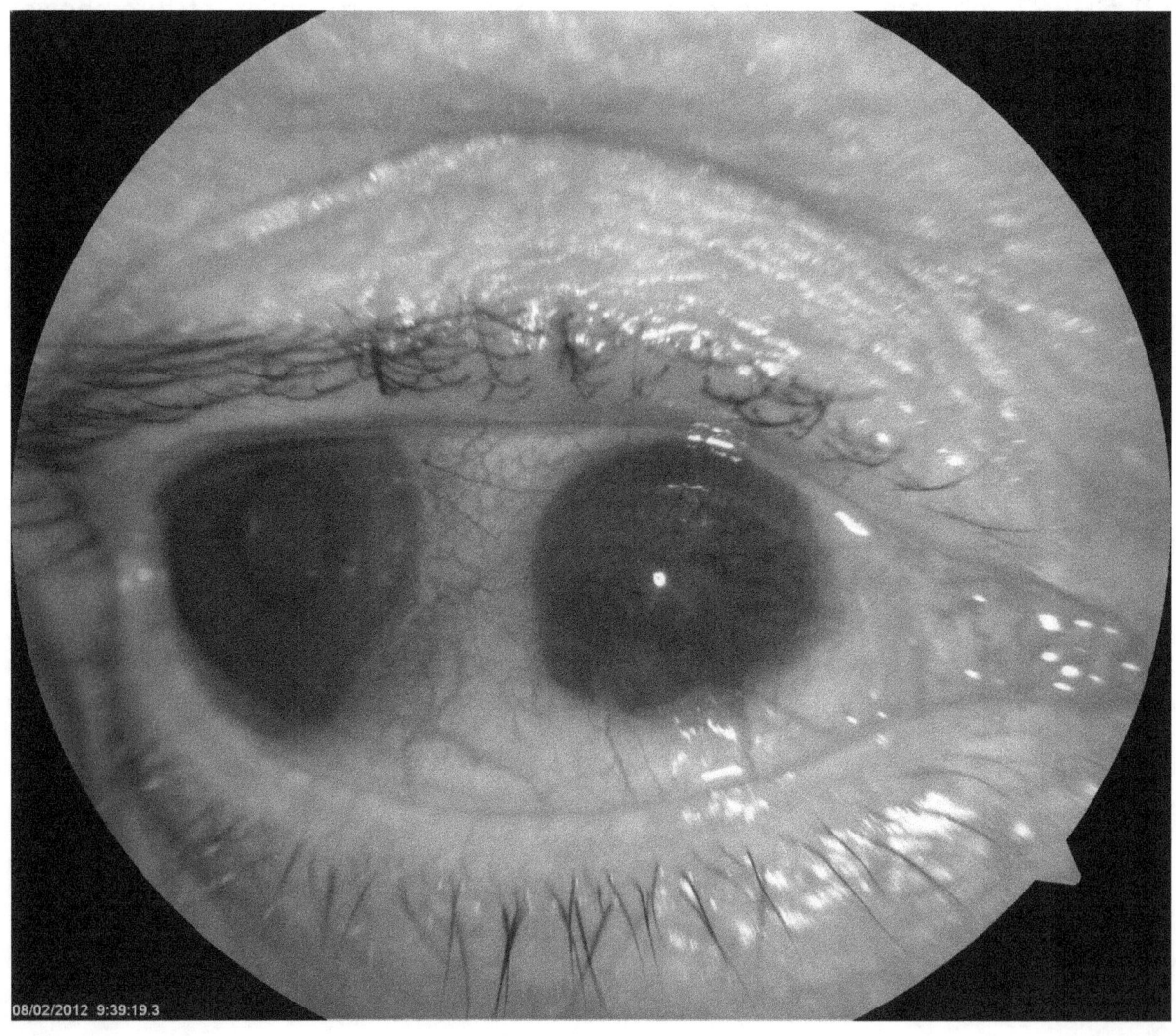

08/02/2012 9:39:19.3

INTRODUCCIÓN

La hemorragia subconjuntival o hiposfagma suele aparecer como una colección de sangre roja, plana y localizada en la superficie ocular, por debajo de la conjuntiva, en algunos casos produce ligera sensación de cuerpo extraño aunque la mayoría son asintomáticas y se resuelven de forma espontánea sin tratamiento.

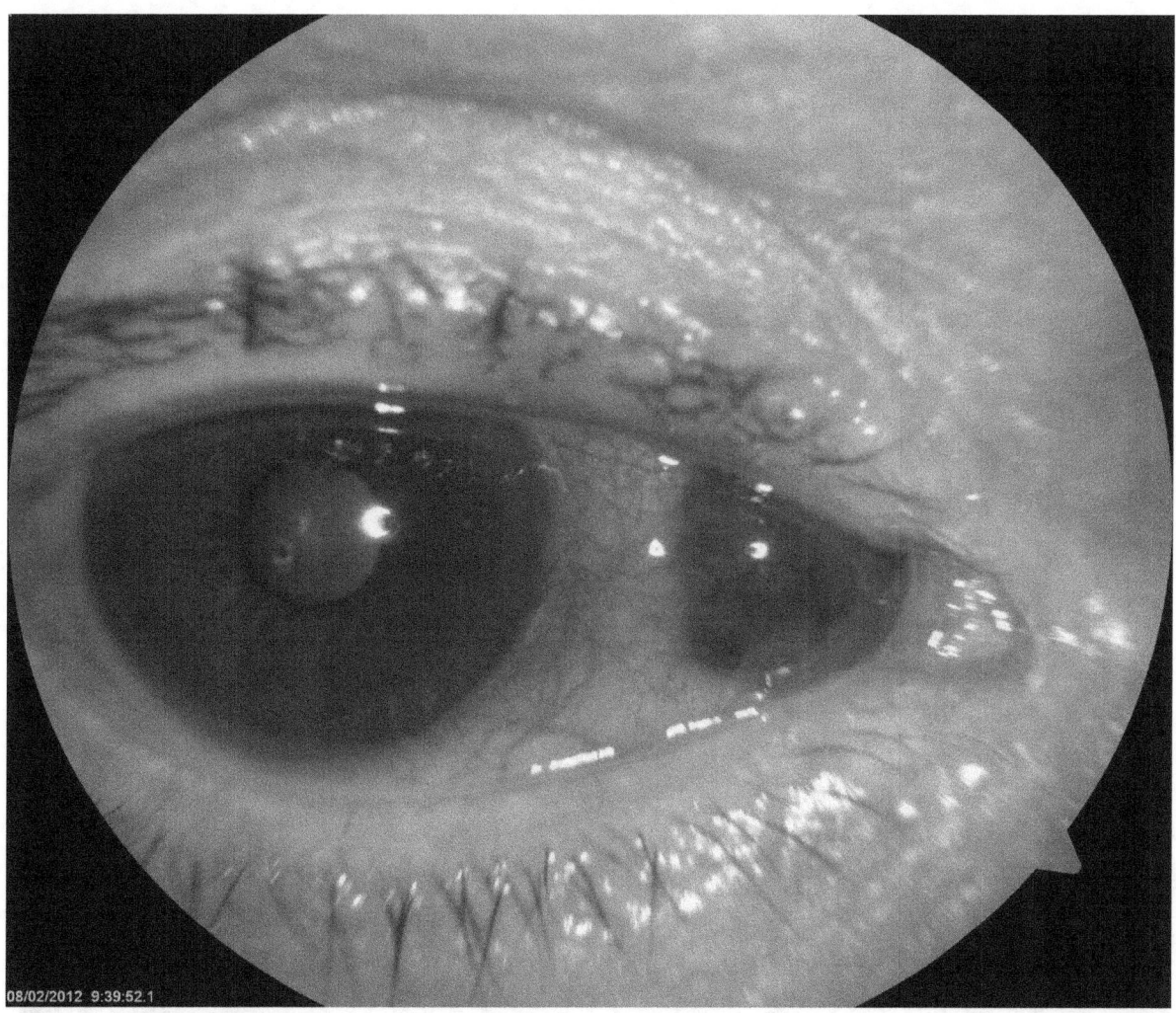

CASO CLÍNICO

Paciente varón de 73 años que acude a urgencias tras recibir traumatismo en ojo derecho con hoja de espino.

No refiere disminución de agudeza visual y niega antecedentes de interés.

A la exploración se aprecia una lesión de color pardo oscura, sobreelevada y circunscrita, sin laceración conjuntival, de aparición brusca en relación al traumatismo.

La tonometría digital es normal y el fondo de ojo es también rigurosamente normal.

Tras realizar exploración y anamnesis completa se descarta cuerpo extraño, perforación ocular con herniación coroidea y melanoma mediante rx y tac orbitario. Finalmente se llegó al diagnóstico de hematoma subtenoniano que se resolvió completamente y sin tratamiento en el plazo de cinco meses.

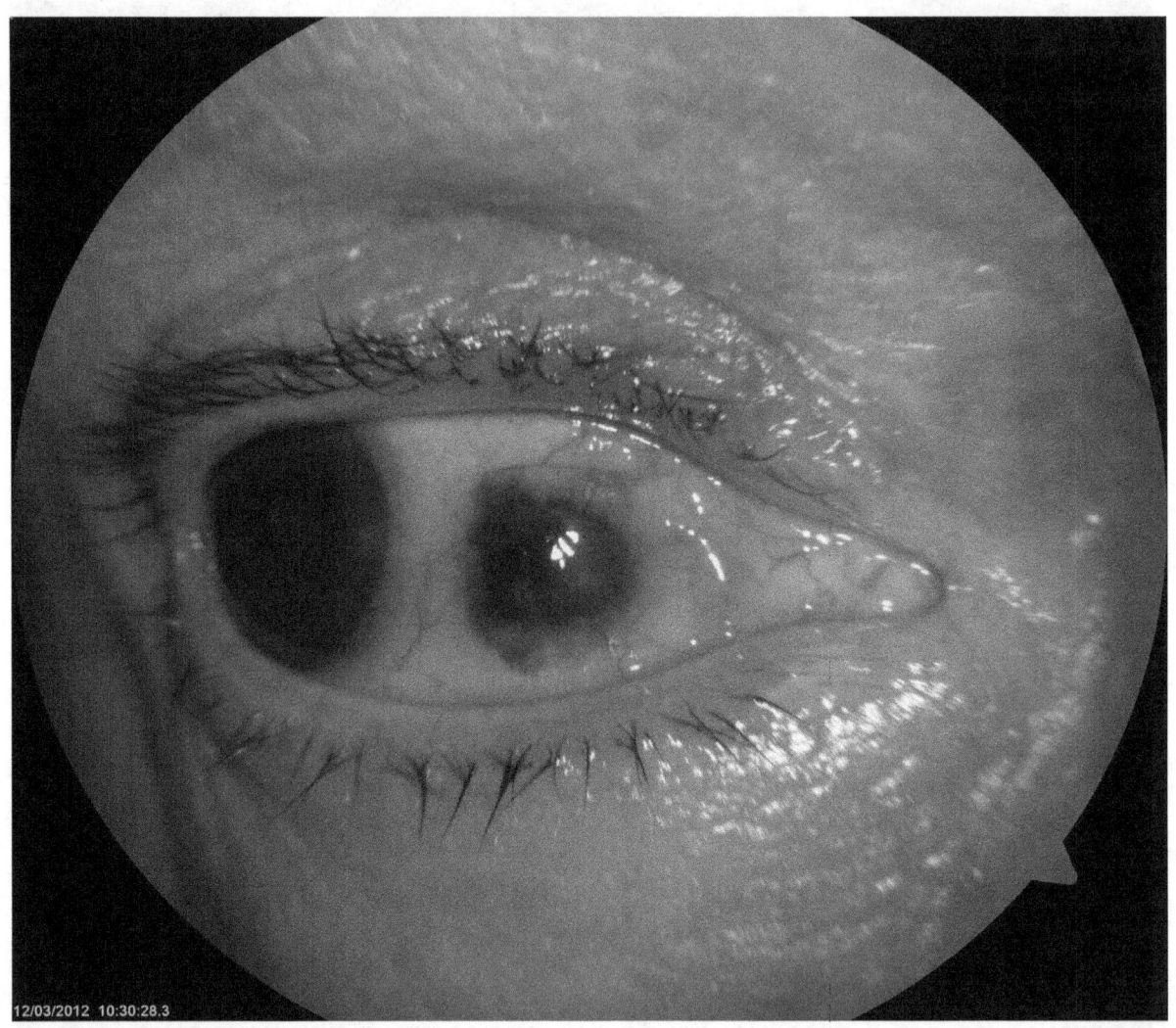

DISCUSIÓN Y CONCLUSIÓN

A priori una hemorragia subconjuntival se considera una patología banal que no conlleva ningún problema ocular asociado. En la mayoría de los casos aparece de forma repentina al levantarse por la mañana, aunque las causas que pueden provocarla son las siguientes:

-traumatismo ocular importante que pueda hacernos sospechar perforación ocular

-traumatismo menor como consecuencia al uso de lentes de contacto o frotación de los ojos

-maniobras de Valsalva, tos, estornudo, vómitos que producen un aumento de la presión venosa

-hipertensión

-diabetes mellitus

-coagulopatía o pacientes con tratamiento anticoagulante.

El diagnóstico es clínico mediante visualización de la lesión,se aconseja medición de la tensión arterial y estudio de coagulación en pacientes con factores de riesgo y hemorragias de repetición y no suele precisar tratamiento, aunque en ocasiones se pueden recomendar lágrimas artificiales si el paciente se encuentra molesto.

En casos de hemorragias masivas o de aspecto especial y sobretodo en el contexto de un traumatismo, debemos realizar una exploración ocular completa con pruebas de imagen si fueran necesarias para descartar perforación, esta lesión precisa cirugía de urgencia para cerrar el globo y conlleva mal pronóstico y graves secuelas para la agudeza visual e integridad del globo ocular.

En nuestro caso el color oscuro, casi negro de la lesión y su forma, sobreelevada y circunscrita hacía dudar con una tumoración pigmentada, y a pesar de que tenía relación con un traumatismo el paciente no se atrevía a asegurar la no existencia previa de una lesión pigmentada en esa zona, por lo que hubo que realizar pruebas de imagen para descartar melanoma conjuntival

Normalmente y como ya hemos comentado anteriormente, las hemorragias subconjuntivales son planas y pueden presentarse en forma de lesiones puntiformes o hemorragias extensas, reabsorbiéndose en días o semanas. En nuestro paciente la hemorragia estaba contenida por la cápsula de Tenon, estructura fibrosa que se encuentra recubriendo la superficie ocular entre esclera y conjuntiva lo que le confirió esa forma redonda y perfectamente delimitada, retrasando el tiempo de resolución de la lesión hasta los 5 meses

JUICIO DIAGNOSTICO

Hematoma subtenoniano

DIAGNÓSTICO DIFERENCIAL

Melanoma conjuntival: lesión pigmentada sobreelevada, irregular y unilateral sin síntomas acompañantes que suele aparecer en la quinta década de la vida

Perforación ocular: es un traumatismo ocular abierto en el cual un objeto punzante atraviesa la pared del globo con posibilidad de herniación de contenido intraocular

Palabras clave: traumatismo, ojo, hematoma, conjuntiva, perforación, melanoma

PREGUNTAS TIPO TEST

1. ¿Cuando se debe derivar una hemorragia subconjuntival a un oftalmólogo?

a. cuando se sospecha perforación ocular oculta

b. cuando presenta laceración conjuntival que precisa sutura

c. cuando presenta hipema asociado a la hemorragia subconjuntival

d. todas son correctas

e. ninguna es correcta

2. Un paciente sano, sin factores de riesgo cardiovascular acude a la consulta con hemorragia subconjuntival espontánea asintomática ¿que hacemos?

. derivamos al oftalmólogo

a. recetamos colirio antiinflamatorio para evitar la inflamación

b. recetamos lágrimas artificiales

c. tranquillizamos al paciente explicándole que es una patología benigna que no precisa tratamiento

d. revisamos al paciente en una semana

3. El melanoma conjuntival:

a. constituyen el 5% de los melanomas oculares

b. puede aparecer sobre nevus, melanosis o de novo

c.   en un 40% aparecen metástasis ganglionares

d.   el pronóstico depende del grosor tamaño y localización

e.   Todas son correctas

4.   Un paciente hipertenso presenta hemorragias subconjuntivales de repetición ¿cuál sería la actitud más acertada?

a.   derivar a un oftalmólogo

b.   dar lágrimas artificiales

c.   control de la TA y reajuste de medicación si fuera necesario

d.   tranquilizar al paciente y no realizar ninguna exploración

e.   ingreso para estudio

5.   Ante una perforación ocular ¿que no debemos hacer?

a.   derivar a oftalmología urgente

b.   pautar tratamiento antibiótico y esperar a que cierre la herida

c.   explicar al paciente la gravedad de la situación

d.   hacer pase ordinario a oftalmología

e.   b y d son correctas

BIBLIOGRAFÍA

Gutierrez E. Hemorragia subconjuntival. En: Bengoa A, Gutiérrez E, Pérez E,editores. Atlas Urgencias en Oftalmología. Vol 1.1ª ed. Barcelona: Glosa;2001.p.123-124.

Gardiner, MF. Conjunctival injury. In UpToDate, Bachur, RG (Ed), Up To Date, Waltham, MA, 2015.

Gragoudas, ES. Uveal and conjunctival melanomas. In UpToDate, Atkins, MB (Ed), Up To Date, Waltham, MA, 2015.

SOLUCIONES: 1d; 2d; 3e; 4c; 5e.

FIEBRE, ¿Y AHORA QUÉ?

Autor: Carlos Fernández Galache

INTRODUCCIÓN

La fiebre es una de las consultas más frecuentes en atención primaria.

Fiebre prolongada sin foco es aquella temperatura axilar superior a 38º C, diaria o intermitente, de entre 1 a 4 semanas de evolución sin antecedentes previos de estancia hospitalaria, inmunodeficiencia u otra enfermedad crónica, y que tras una evaluación clínica y complementaria básica permanece sin orientación diagnóstica.

Las principales causas de fiebre prolongada (FP) se agrupan en: infecciosas, neoplásicas y autoinmunes o del colágeno, habiendo espacio también para otros trastornos varios como, secundaria a drogas, hepatitis o trombosis venosa profunda.

La hipotensión o shock, ictericia franca, disnea intensa, oligoanuria, diátesis hemorrágica, trastornos hidroelectrolíticos, signos de irritación peritoneal, signos meníngeos, convulsiones o alteración de la conciencia, deben sugerirnos gravedad o al menos necesidad de requerir estudios complementarios en el hospital, por lo que serán motivación de derivación si nos encontramos en atención primaria.

En la mayoría de los casos, pacientes con FP sufren alteraciones frecuentes con presentación atípica. La fiebre en sí misma no es perjudicial salvo que alcance temperaturas cercanas a los 42º C.

Recordar que no existe indicación de prescripción de antibióticos sin datos de gravedad o sin una etiología clara.

CASO CLÍNICO

Varón, 53 años, camionero, bebedor moderado, esteatosis hepática leve, sin otros factores de riesgo cardiovascular, en tratamiento con simvastatina. Refiere fiebre termometrada de 38-39º C de 4 semanas de evolución, intermitente, por las tardes sin otra sintomatología acompañante relevante, niega relaciones sexuales de riesgo. La, exploración física, analitica y radiografía de torax, es anodina, observándose leucocitos positivos en orina.

Pasa la tarde en evolución sin antibióticos, sin objetivarse fiebre, decidiendose extracción de hemocultivos y urocultivo. Al alta, indicamos tratamiento con Ciprofloxacino y consulta preferente al servicio de urología por posible prostatitis.

Dos días después avisan de laboratorio por el crecimiento en los hemocultivos de estafilococo aureus, por lo que se ingresa al paciente en medicina interna para pruebas complementarias, donde es diagnosticado de endocarditis bacteriana tras ecocardiografía.

DISCUSIÓN Y CONCLUSIÓN

La endocarditis bacteriana puede ser mortal incluso con el tratamiento óptimo, por lo que es importante sospecharla en el contexto de fiebre persistente sin foco aparente y sobre todo acompañada de soplos, otros síntomas cardíacos o cardiopatías previas.

El diagnóstico, lo determina la presencia de microorganismos en sangre y la detección de las vegetaciones, que se apoya en los criterios de Duke.

Para su diagnóstico son necesarios dos criterios mayores, un criterio mayor y tres menores o cinco criterios menores.

Criterios mayores: hemocultivos positivos para endocarditis infecciosa (EI) y evidencia de compromiso endocárdico.

Criterios menores: fiebre > 38ºC, cardiopatía predisponente o uso de drogas por vía parenteral, ecocardiografía sugestiva de EI sin alcanzar criterios mayores, fenómenos inmunológicos (glomerulonefritis, nódulos de Osler, manchas de Roth, y factor reumatoide), evidencia microbiológica (hemocultivos positivos que no cumplen los criterios mayores) o evidencia serológica de infección activa con un microorganismo que produce EI, fenómenos vasculares (émbolos en arterias mayores, infartos pulmonares, sépticos, aneurismas micóticos, hemorragia intracraneal, hemorragia conjuntival y lesiones de Janeway), fenómenos inmunológicos (glomerulonefritis, nódulos de Osler, manchas de Roth, y factor reumatoide).

Juicio clínico: Endocarditis bacteriana

Diagnóstico diferencial: fiebre simulada, vasculitis, carcinoma.

Palabras clave: fiebre prolongada sin foco, endocarditis bacteriana, hemocultivos

PREGUNTAS TIPO

1.¿Cuál de los siguientes no es un criterio menor de Duke para el diagnóstico de endocarditis infecciosa?

a.   2 hemocultivos separados positivos para estafilococo aureus

b.   Fiebre de 38º C

c.   Embolia arterial importante

d.   Manchas de Roth

e.   Lesiones de Janeway

2. Paciente de 35 años, varón, técnico de rayos, en tratamiento con ansiolíticos, acude a la consulta por cuadros febriles recurrentes de 2 semanas de evolución, sin ser temperaturas excesivamente altas. La exploración física es normal y no tiene factores de riesgo cardiovascular. ¿Cuál de los siguientes es el diagnóstico más probable?

a.   Fiebre simulada

b.   Polimialgia reumática

c.   Tuberculosis

d.   Fiebre de origen desconocido

e.   Fiebre real autoinducida

3. ¿Cuál de las siguientes afirmaciones sobre el AAS es verdadera?

a.   Se recomiendo no utilizar en todos los menores de 18 años con cuadros febriles, gripe o varicela

b.   Es seguro en pacientes con anomalías plaquetarias o antecedentes de ulcus

c.   El síndrome de Reye es una enfermedad grave que puede producirse en la edad adulta en relación con la toma de aspirina

d.   Es necesaria más dosis que con el paracetamol para conseguir su acción antipirética

e.   La alternancia con paracetamol o ibuprofeno no está indicada por falta de pruebas sobre su eficacia y por el aumento de iatrogenia

BIBLIOGRAFÍA

H Bor, David. Approach to the adult with fever of unknown origin [en línea]. F Weller,Peter, 2015. [Consulta: 28 febrero 2015].Disponible en: http://www.uptodate.com/contents/approach-to-the-adult-with-fever-of-unknown-origin

Álvarez-Cagigas, María Luisa . Fiebre prolongada sin foco [en línea]. Gijón: García Velasco, Guillermo, 2008. [Consulta: 28 febrero 2015]. Disponible en: http://www.fisterra.com/guias-clinicas/fiebre-prolongada-sin-foco/

J Sexton, Daniel - G Fowler, Jr, Vance. Clinical manifestations and diagnosis of infective endocarditis [en línea]. M Otto,Catherine , 2015. [Consulta: 28 febrero 2015]. Disponible en: http://www.uptodate.com/contents/clinical-manifestations-and-diagnosis-of-infective-endocarditis

Montagud Balaguer, Vicente. ¿Qué es una endocarditis infecciosa? [en línea]. Valencia: Montagud Balaguer, Vicente, 2015. [Consulta: 28 febrero 2015]. Disponible en: http://www.fundaciondelcorazon.com/informacion-para-pacientes/enfermedades-cardiovasculares/valvulopatias/endocarditis-infecciosa.html

SOLUCIONES: 1a; 2e; 3e.

1a - dado que se corresponde con un criterio mayor de Duke

2e - es otra causa de fiebre prolongada sin foco, donde el paciente tipo suele ser una mujer joven, con cuadros febriles recurrentes, una profesión relacionada con la salud y antecedentes de enfermedad psiquiátrica.

3e - las últimas guías de manejo de la fiebre avalan esta afirmación y no recomiendan la alternancia de paracetamol, ibuprofeno y ácido acetilsalicílico, pues no solo no se ha comprobado su eficacia sino que aumenta la toxicidad.

INTOXICACIÓN POR LAXANTES

Enemas y la olvidada vía rectal

Autor: Carlos Fernández Galache

CASO CLÍNICO

Mujer, 66 años, con esclerosis múltiple incapacitante, paraparesia espástica progresiva, precisando silla de ruedas para la deambulación. Portadora de sondaje vesical crónico y diabetes mellitus en tratamiento con insulina. Otros fármacos habituales son Ludiomil, Crinoren, Tegretol, Flebostan, Dogmatil, Seropran.

Dada su enfermedad, padece estreñimiento crónico en seguimiento por Atención Primaria (AP), que trata con duphalac y medidas dietéticas.

Acude a urgencias postrada, mal perfundida, refiriendo abdominalgia de 12 horas de evolución acompañada de deposiciones frecuentes, malolientes y abundantes.

Abdomen distendido, timpánico, molestias difusas. Se realiza radiografía de tórax y abdomen, observando distensión de asas de colon y presencia de fecaloma, completando el estudio con ecografía y TAC abdominal que no aportan más información. Se aprecia QT alargado en el electrocardiograma (ECG) y en la analítica destaca Leucocitosis (Leucocitos 25900, cayados 21%), hiperglucemia (400 mg/dl), hiponatremia (133 mg/dl), potasio 4.18 mg/dl, insuficiencia renal aguda (urea 88 mg/dl, creatinina 2.22 mg/dl), hipocalcemia (calcio total corregido 1.08 mmol/L), proteína C reactiva 13.73 mg/dl, amilasa 1665 UI/L, acidosis metabólica (pH 7.19) y bacteriuria.

JUICIO DIAGNOSTICO

Ingresa con el diagnóstico de pancreatitis aguda, infección urinaria y descompensación metabólica.

Dada la mala evolución se traslada a UCI con diagnóstico de sepsis de origen abdominal más fracaso multiorgánico, intubada y tratándose con drogas inotrópicas y antibioticoterapia de amplio espectro, persiste el empeoramiento hemodinámico, fracaso renal establecido y trastornos de la coagulación con sintomatología de abdomen agudo por lo que se realiza nuevo TAC, en el que no se observan signos de pancreatitis, indicándose laparotomía, realizando resección de sigma por infarto intestinal secundario a torsión por vólvulo.

Tras la intervención la paciente progresa favorablemente en la UCI, persistiendo una hipocalcemia desde el ingreso que no responde a la reposición con gluconato calcio, habiéndose descartado rabdomiolisis y enfermedad renal crónica.

Un estudio analítico tras 5 días en la unidad presentaba: calcio total corregido 1.32 mmol/L (normal 2.20-2.55), hiperfosfatemia (3.60 mmol/L) (normal 0.87-1.45), paratohormona intacta (PTHi) 599pg/ml (normal 15-65), urea 163 mg/ml (normal 13-71) y creatinina 4.71 (normal 0.50-0.90).

La mejoría de la paciente y la colaboración con AP, posibilitó indagar en la entrevista clínica, descubriéndose el uso desmesurado de enemas fosfato en su residencia por problemas de estreñimiento crónico, lo cual justificaría el hiperparatiroidismo secundario a intoxicación por fosfatos y el alargamiento del QT en el ECG del ingreso.

DISCUSIÓN Y CONCLUSIÓN

El 30% de los ancianos sanos utilizan laxantes regularmente(1), entre ellos, enemas que pueden llegar a contener, 40 y 20 g de fosfato mono y disódico, respectivamente, viéndose aumentada la absorción de fosfato por vía rectal si presentan hipernatremia, hiperfosforemia, hipocalcemia, hiperglucemia o acidosis metabólica.

La hiperfosfatemia, produce una caída del calcio para mantener el producto fosfocálcio y la secreción de hormona paratiroidea aumenta, por su efecto fosfatúrico(2).

La hipocalcemia puede provocar alteraciones cardiovasculares, neuromusculares o alargamiento del QT(3).

Debemos sospechar intoxicación por enemas fosfato si la hipocalcemia y la hiperfosfatemia aparecen junto a hipernatremia e hipocaliemia(4); por otra parte, deberemos ajustar su uso a la edad y patología preexistentes, prestando atención a la función renal y controles analíticos iónicos de nuestros pacientes.

PREGUNTAS TIPO TEST

1.¿En qué parte de los túbulos renales se absorbe más sodio?

a. La absorción es constante en todas las partes del túbulo renal.

b. En el túbulo proximal

c. En el túbulo distal

d. En el túbulo distal más el túbulo colector

2. Cuál es verdadera de las siguientes:

a. La hipocalcemia suprime la liberación de PTH

b. La hipercalcemia la estimula la liberación de PTH

c. Hipocalcemia es cuando se detectan cifras de calcio total inferiores a 10,5 mlg/dl

d. En Pancreatitis Agudas puede aparecer hipocalcemia, por precipitación del calcio en el tejido pancreático

3. ¿Cuál de los siguientes no es un factor de riesgo para padecer un síndrome de QT largo?

a. Sexo masculino

b. Bradicardia

c. Insuficiencia renal o hepática

d. Intervalo QT prolongado basal

BIBLIOGRAFÍA

1.Harari D, Gurwitz JH, Minaker KL. Constipation in the elderly. J Am Geriatr Soc 1993; 41: 1.130-1.140

2.Jason R Stubbs, Alan S L Yu. Overview of the causes and treatment of hyperphosphatemia [monografía en Internet]. Stanley Goldfarb (MD): UpToDate; 2013 [acceso 25 de mayo de 2015]. Disponible en: http://www.uptodate.com/

3.David Goltzman. Clinical manifestations of hypocalcemiahyperphosphatemia [monografía en Internet]. Clifford J Rosen(MD): UpToDate; 2015 [acceso 25 de mayo de 2015]. Disponible en: http://www.uptodate.com/

4.Szoke D, Dolci A, Genderini A y Panteghini M. Anomalías electrolíticas letales tras la administración de un enema. Clinical Chemistry. 2012; 58(11):1515–1519

SOLUCIONES: 1b; 2d; 3a.

SÍNDROME DE TAKO TSUBO

Discinesia disfrazada de infarto de miocardio

Autor: Carlos Fernández Galache

CASO CLÍNICO

Paciente de 74 años, DM tipo II, HTA, síndrome ansioso depresivo y tos crónica en relación con posible asma bronquial. Actualmente en tratamiento con alprazolam, escitalopram, meloxicam, omeprazol, glimepirida, openvas plus (olmesartán/ hidroclorotiazida).

Varias consultas en los últimos meses por tos con expectoración blanquecina que en los últimos días se ha vuelto amarillenta, acompañada de deposiciones diarreicas y anorexia. En la consulta actual refiere presíncope acompañado de visión borrosa, disnea, dolor cervical y dorsal, con sudoración, al agacharse hace 1 hora.

Realizamos glucometer, normal, exploración neurológica normal, auscultación cardiaca rítmica con soplo sistólico y ECG donde se observa elevación difusa del ST, más llamativa en cara anterior y BRDHH, pero sin cumplir criterios de "código corazón" para SCACEST, por lo que es derivada a urgencias hospitalarias, donde se normaliza el ST, persistiendo una T negativa en cara lateral con movilización enzimática (troponina T de 14 ng/dl a su llegada y de 238 ng/dl a las 2 horas). Radiografía de tórax normal (aunque posteriormente desarrollaría un EAP).

Se realizó Ecocardiograma, observándose ventrículo izquierdo (VI) hipertrófico, función sistólica global ligeramente deprimida (FEVI 45%) con disquinesia apical.

JUICIO DIAGNOSTICO

SCACEST Killip I con afectación del territorio de la DA versus Tako-Tsubo.

DIAGNÓSTICO DIFERENCIAL

Como primera opción podría tratarse de un evento isquémico con afectación del territorio de la DA o un Tako-Tsubo, al ver en la ecocardiografía una hipocinesia apical, que podría ser transitoria, precisaría una coronariografía para su confirmación, que en este caso fue normal y confirmó el diagnóstico.

Además, la clínica, no haber dolor pleurítico, la evolución del ECG y ausencia de inflamación miocárdica, descarta una miopericarditis(1).

Otros posibles diagnósticos: Angina de Prinzmetal, estado catecolaminérgico, cocaína o miocardio aturdido.

DISCUSIÓN Y CONCLUSIÓN

El Síndrome de Tako-Tsubo se caracteriza por discinesia o aquinesia apical transitoria del VI, ausencia de lesiones coronarias y elevación del segmento ST o inversión de la onda T(2), simulando por tanto un infarto de miocardio, incluso clínicamente. El desencadenante suele ser una situación de estrés.

La mayoría de los pacientes con estas características, padecerán una lesión coronaria importante, por lo que la utilización de antiagregantes ante la duda diagnóstica son recomendables(3). Una vez hecho el diagnóstico, tratamientos que contribuya a mejorar la disfunción sistólica del VI son de elección (beta-bloqueantes e inhibidores de la enzima convertidora de angiotensina).

Prestaremos atención al manejo de pacientes con hipotensión o shock, que pueden llegar a precisar drogas vasoactivas (dopamina o dobutamina), o aquellos con riesgo de tromboembolismo donde estaría indicada la anticoagulación.

La evolución suele ser benigna, con una mortalidad del 1%. La recuperación clínica y mejoría hemodinámica se dá en los 2-3 días siguientes al episodio y la recurrencia es rara, pudiendo durar los cambios en el ECG semanas y los ecocardiográficos hasta 1 mes(4).

PREGUNTAS TIPO TEST

1.¿Cuál es falsa respecto al Síndrome de Tako-Tsubo?

a. Transitorio

b. Exento de complicaciones

c. Fue descrito a inicios de los años noventa en una breve serie de casos japonesa

d. Podría darse en pacientes con cardiopatía isquémica previa

2. Clínicamente, es más frecuente que el Síndrome de Tako-Tsubo pueda presentarse como:

a. Dolor torácico precordial opresivo de características anginosas

b. Cambios electrocardiográficos

c. El ecocardiograma muestra disfunción del ventrículo izquierdo con hipocinesia, acinesia o discinesia de los segmentos apicales

d. Todas son ciertas

3. Según Abe y Bybee (2004), cual de los siguientes no es un criterio diagnóstico. Ausencia de:

a. Miocarditis

b. Neumonía

c. Feocromocitoma

d. Hemorragia subaracnoidea

BIBLIOGRAFÍA

1.Massimo Imazio. Myopericarditis [monografía en Internet]. Bernard J Gersh (MD): UpToDate; 2014 [acceso 25 de mayo de 2015]. Disponible en: http://www.uptodate.com/

2.Sato et al. Stunnes myocardium with speciphic (Takotsubo-type) left ventriculographic configuration due to multivessel spasm. Clinical aspect of myocardial injury. From ischemia to heart failure. Kodama K. Hori M. Eds Kagakuhyyouronsya Co. Tokio. 1990; 56:-64.

3.Guy S Reeder, Abhiram Prasad. Myopericarditis [monografía en Internet]. William J McKenna (MD): UpToDate; 2014 [acceso 25 de mayo de 2015]. Disponible en: http://www.uptodate.com/

4.Salaverría-Garzón I, Villaseñor-Navas M, Sánchez-Herrera S, Martínez-Elbal L. Síndrome de Tako-Tsubo (discinesia apical transitoria). Un síndrome que simula un infarto de miocardio. An. Med. Interna (Madrid). [revista en la Internet]. 2008 Ene [citado 2015 Mayo 29] ; 25(1): 20-22. Disponible en: http://scielo.isciii.es/

SOLUCIONES: 1.b; 2d; 3b.

ÚLCERA CORNEAL POR DACRIOLITO

Autor: Ana Machín Mahave

INTRODUCCIÓN

Una úlcera corneal es una lesión que afecta al menos al epitelio corneal y puede llegar a ser muy grave si no se trata adecuadamente. Hay diversas causas que pueden provocarla, pero las más comunes son infecciones, mal uso de lentes de contacto, traumatismos, cuerpo extraño y mala oclusión palpebral.

CASO CLÍNICO

Mujer de 78 años que acude a urgencias por sensación de cuerpo extraño con enrojecimiento en ojo izquierdo de 24 horas de evolución. No refiere disminución de agudeza visual, y niega antecedentes oftalmológicos de interés.

A la exploración tras tinción con fluoresceína se visualiza úlcera corneal inferior e hiperemia mixta. Evertimos los párpados en busca de cuerpo extraño y encontramos dacriolito que sobresale en conjuntiva tarsal inferior, el cual retiramos con aguja de insulina. Se realiza cura con pomada antibiótica y oclusión durante 24 horas, resolviéndose el caso completamente en las siguientes 48 horas.

DISCUSIÓN Y CONCLUSIÓN

La córnea es la región más superficial de la porción anterior del ojo y su transparencia es fundamental para una correcta visión. Cuando se producen úlceras, estas pueden provocar graves secuelas, como perforación y pérdida de transparencia por cicatrización, lo cual ocasiona visión deficiente si afecta el eje visual. El epitelio corneal tiene una densidad muy elevada de terminaciones nerviosas, cien veces mayor que la de la conjuntiva y esta inervación depende del trigémino. Esto produce que los pacientes afectos de úlcera corneal o cualquier otra lesión que afecte al epitelio corneal acudan a la consulta con importante dolor ocular e imposibilidad para mantener el ojo abierto debido a la fotofobia y sensación de cuerpo extraño.

Ante esta sintomatología de dolor intenso, fotofobia y sensación de cuerpo extraño debemos sospechar patología corneal. La exploración es sencilla, se puede realizar en cualquier consulta de atención primaria con una linterna con luz azul cobalto, tras instilación de fluoresceína toda lesión epitelial aparecerá teñida de un verde intenso, lo que se conoce como fluorescein (+), y esto estará acompañado de hiperemia ciliar o periquerática sin alteración pupilar ni de la cámara anterior.

Siempre que se encuentre una úlcera corneal, especialmente si es superior o inferior, debemos explorar los párpados mediante eversión, en busca de cuerpo extraño en conjuntiva tarsal.

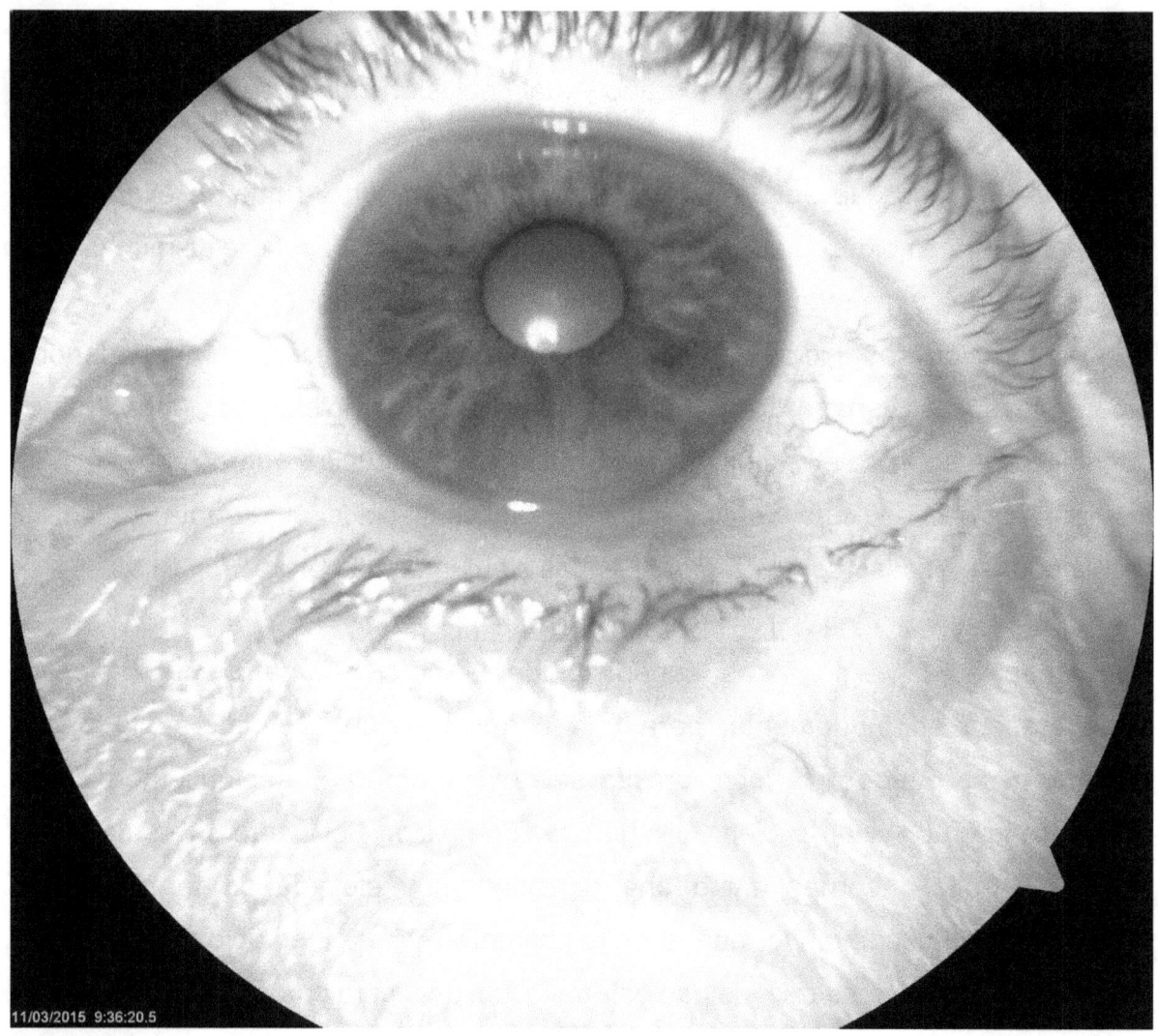

11/03/2015 9:36:20.5

En el caso clínico que hemos comentado anteriormente el cuerpo extraño era una dacriolito, definido como concrección calcárea o depósito de calcio con aspecto de tiza que se produce en la parte interior del párpado (conjuntiva tarsal), pueden ser secundarios a un orzuelo o inflamación de las glándulas de Meibomio.Habitualmente están enterrados en el espesor conjuntival, protegidos por un fina película, manteniéndose de esta forma asintomáticos, es sin embargo cuando esta película se daña y el dacriolito se expone a la superficie cuando puede dañar la córnea y producir síntomas.

El tratamiento es la extracción con aguja de insulina, no se requieren manos expertas, se realiza un pequeño corte y con una ligera presión obtenemos el dacriolito completo.

Una vez extraído debemos curar con colirio o pomada antibiótica para evitar infecciones y si tiene úlcera corneal asociada ocluiremos con doble parche evitando el parpadeo para favorecer la reepitelización.

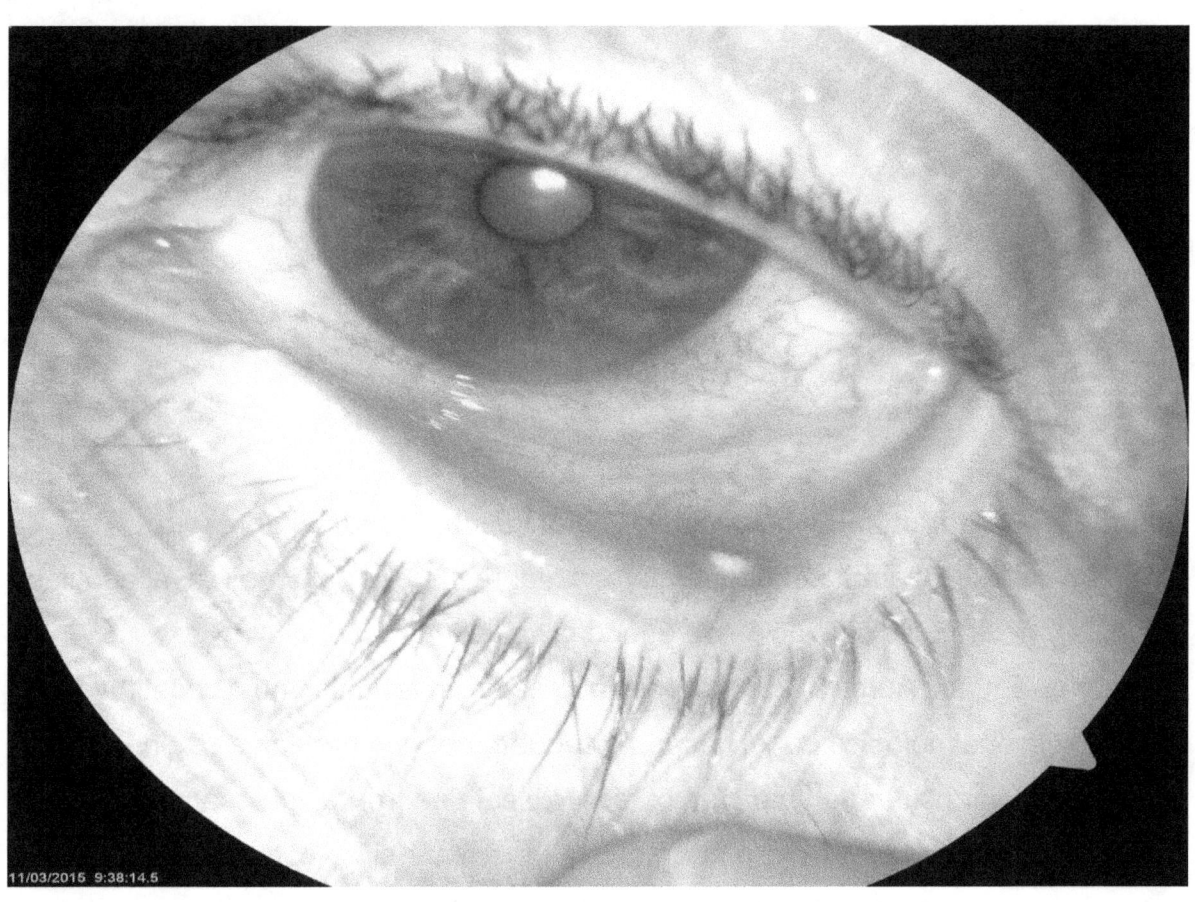

11/03/2015 9:38:14.5

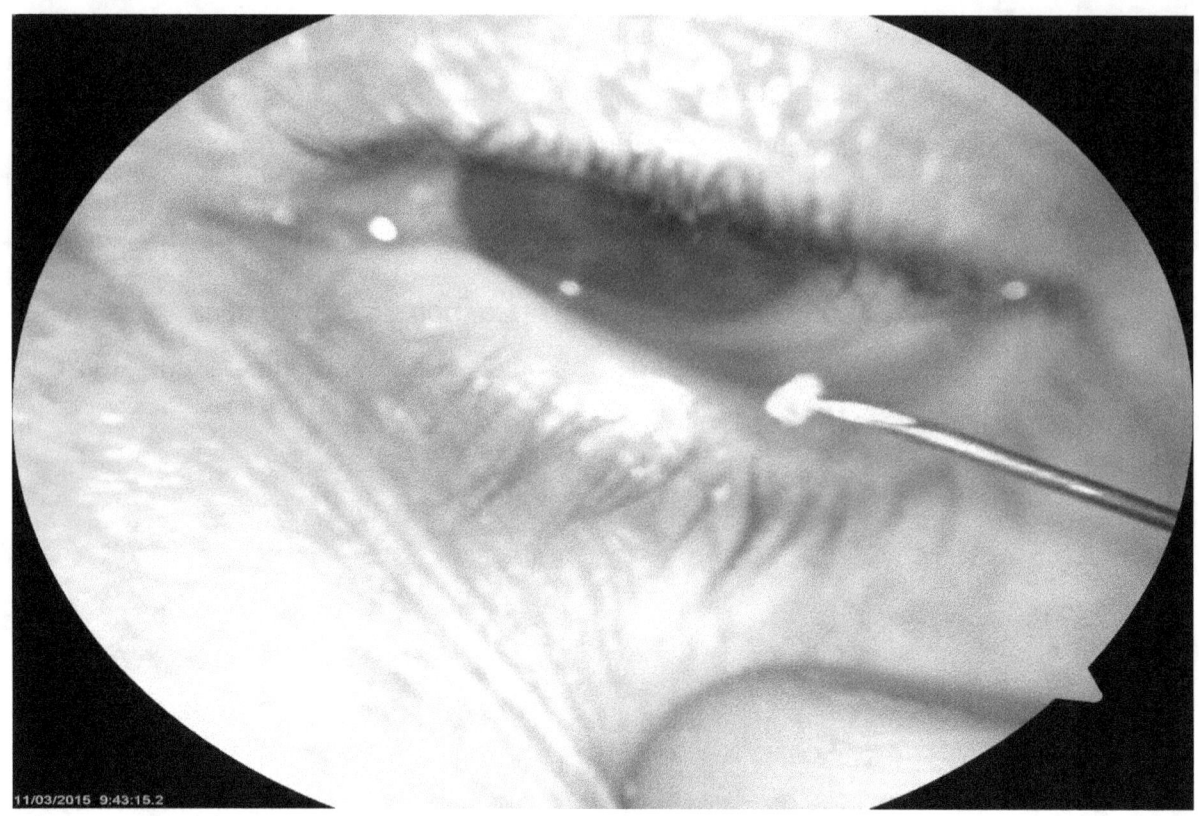

11/03/2015 9:43:15.2

Juicio clínico: Úlcera corneal

Diagnóstico diferencial: Con cualquier patología que produzca ojo rojo.

Uveítis: Proceso inflamatorio que cursa con hiperemia ciliar uni o bilateral asociado a miosis y dolor con disminución de agudeza visual

Glaucoma agudo: Aumento brusco de la presión intraocular que constituye una emergencia oftalmológica por el riesgo de ceguera por compresión del nervio óptico. Cursa con dolor ocular de aparición brusca y/o cefalea frontal intensa acompañado de vómitos y nauseas. El ojo presenta una hiperemia ciliar con midriasis, edema corneal que produce disminución de agudeza visual.

Conjuntivitis: Inflamación conjuntival con hiperemia y secreciones que no produce dolor ni disminución de agudeza visual.

Epiescleritis: Inflamación ocular idiopática en la mayoría de los casos que produce hiperemia sectorial, con aspecto violáceo en la que los vasos discurren de forma radial.

Palabras clave: ojo, úlcera, cuerpo extraño, dacriolito.

PREGUNTAS TIPO TEST

1.   ¿Qué actitud debemos tomar ante un dacriolito en párpado inferior?

a.   Extirparlo siempre

b.   No extirparlo nunca

c.   Tratamiento antibiótico

d.   Extirparlo si produce sintomatología

e.   Derivar a oftalmología

2.   ¿Qué es cierto acerca de los dacriolitos?

a.   Podemos extraerlos en la consulta con una aguja de insulina

b.   Deben ser extraídos en quirófano por manos expertas

c.   Son concreciones calcáreas de las glándulas de meibomio

d.   Todas son correctas

e.   A y c son correctas

3.   Acerca del tratamiento de la úlcera corneal

a.   Precisan oclusión siempre

b.   Debemos prescribir un antibiótico tópico

c.   Los corticoides tópicos favorecen la epitelización

d.   Las úlceras producidas por vegetales o uñas tienen menor riesgo de infección

e.   Si la úlcera afecta al estroma corneal nunca deja cicatriz

4.   El diagnóstico de úlcera corneal

a.   Es clínico

b.   Precisa tinción con fluoresceína para su visualización

c.   Precisa pruebas de imagen

d.   A y b son correctas

e.   Todas son correctas

5.   ¿Cómo debe ser la oclusión para tratar una úlcera corneal?

a.   Oclusión con parche adhesivo para impedir la visión y que el paciente no fuerce

b.   Con doble parche y ejerciendo presión para que el paciente no parpadee

c.   Con gafas de sol para disminuir la intensidad luminosa

d.   Nunca debemos ocluir una úlcera corneal por riesgo de infección

e.   El paciente debe estar en cama con los ojos cerrados

BIBLIOGRAFÍA

Jacobs DS. Corneal abrasions and corneal foreign bodies: Clinical manifestations and diagnosis. In UpToDate, Trobe J(Ed),Up To Date, Waltham, MA, 2015

Del Río S. Traumatismos por cuerpo extraño. En Bengoa A, Gutiérrez E, Pérez E, editores.Atlas Urgencias en Oftalmología. Vol 1.1ª ed. Barcelona: Glosa; 2001.p.45-51.

Kanski J.Oftalmología clínica. 5ªed. Madrid: Elsevier; 2006.

SOLUCIONES: 1d; 2e; 3b, 4d; 5b.

UNA ADENOPATIA MÁS...¿O TAL VEZ NO?

Autores: Muñecas Cuesta, Amaia; Muñecas Cuesta, Yago, Almudena López Pérez

INTRODUCCIÓN

Las adenopatías en un servicio de urgencias son un motivo de consulta frecuente en pacientes de edad pediátrica. Generalmente son procesos benignos, pero eventualmente pueden representar una enfermedad grave subyacente. Su tamaño normal es menor de 1 cm, a excepción de los ganglios inguinales en los que el límite se sitúa en 2 cm. En cualquier otra localización corporal se pueden palpar ganglios más pequeños de 0,5 cm que corresponden a infecciones antiguas. Es importante por lo tanto estar alerta y ser capaces de reconocer las características de una adenopatía patológica y los signos de malignidad. A propósito de este caso saber que, la leucemia representa un 25-30% de las neoplasias pediátricas, siendo el cáncer más frecuente en la infancia. Más de un 95% son agudas, y entre éstas predomina la leucemia linfoblástica aguda (LLA) que cursa habitualmente con fiebre, síndrome constitucional y adenopatías.

EXPOSICIÓN DEL CASO

Se trata de un niño de 3 años que acude a urgencias por cuadro catarral de 5 días asociado a adenopatía laterocervical de 48 horas de evolución y fiebre de hasta 40ºC en las últimas 24 horas. A la exploración destaca la palidez cutánea, decaimiento y un llamativo conglomerado adenopático cervical posterior doloroso a la palpación asociado a aisladas adenopatías axilares e inguinales bilaterales. En la analítica se objetiva PANCITOPENIA (plaquetopenia 26000/mm3), anemia (Hb 6,4 g/dl) y linfocitosis (leucocitos 5100/mm3 con S5%, L86%, M9%). Ante la sospecha de un síndrome linfoproliferativo se ingresa en hospital de referencia donde se le diagnostica Leucemia Linfoblastica Aguda B Común y se inicia quimioterapia según protocolo LLA/SEHOP PETHEMA 2013.

DIAGNOSTICO DIFERENCIAL

1 Inflamatorios

A/ Agudos: procesos infecciosos de vías aerodigestivas altas

B/ Subagudos. Crónicos: TBC, VIH, toxoplasmosis, sarcoidosis,,,,,

2. No inflamatorios. Neoplásicos (LEUCEMIA LINFOBLASTICA AGUDA)

CONCLUSIÓN

Ante una adenopatía en paciente pediátrico es fundamental una correcta historia clínica y adecuada exploración física descartando los signos de malignidad (recién nacidos, generalizadas, de más de 1.5 cm, fusionadas entre sí o a tejidos adyacentes) por si fuera necesario realizar pruebas complementarias. Se acepta por lo general que a partir de 2 cm (en niños a partir de 1cm), de consistencia dura, con un periodo de evolución de 3 semanas en adelante y para la cual no se ha hallado proceso de tipo inflamatorio o infeccioso que la cause, está requiriendo una valoración detallada etiológica. En las adenopatías que superan

los 4 cm, el estudio debe ser urgente. La importancia del diagnóstico precoz ante una adenopatía es vital ya que puede influir de manera directa en el tratamiento, como en el caso de la LLA donde el temprano inicio de este, es factor pronóstico.

Palabras clave: Limphadenopathy in children, Acute Lymphoblastic leukemia, Lymph node

PREGUNTAS TIPO TEST

1-¿Cuál es el tamaño normal de un ganglio linfático?

a) Mayor de 1 cm

b) Mayor de 2 cm

c) Menor de 2 cm, siendo ganglio inguinal

d) Mayor de 4 cm

e) Mayor de 3 cm

2-¿A partir de qué tamaño de un ganglio linfático se debe realizar un estudio urgente?

a) Mayor de 1 cm

b) Mayor de 2 cm

c) Mayor de 2 cm, siendo ganglio inguinal

d) Mayor de 4 cm

e) No importa el tamaño

3-¿Cual se consideran el signo de malignidad de una adenopatía?

a) Recién nacidos.

b) Generalizadas.

c) De más de 1.5 cm.

d) Fusionadas entre sí o a tejidos adyacentes

e) Todas ellas.

4-¿Cuál es la neoplasia más frecuente en la edad pediátrica?

a) Osteosarcoma

b) Leucemia

c) Neuroblastoma

d) Tumores de partes blandas

e) Ninguna de ellas

5-¿Qué porcentaje representa la leucemia en las neoplasias pediátricas?

a) 5%

b) 15-18%

c) 20%

d) 25-30%

e) 40%

BIBLIOGRAFÍA

1. Rozman C, Montserrat E. Sistema linfático y síndromes adenopáticos. En: Farreras P, Rozman C, editores. Medicina Interna (3ª ed.).Vol II. Madrid: Mosby Doyma,1995. P.1491-1493.

2. Pizarro S. Adenopatías localizadas y generalizadas. En: Guía de actuación en Atención Primaria. Barcelona: SEMFYC, 1998. P.19-22.

DOCTORA, SE ME MUEVE LA PIERNA

Autores: Muñecas Cuesta, Amaia; Muñecas Cuesta, Yago; López Pérez, Almudena.

INTRODUCCIÓN

Las crisis comiciales son un motivo frecuente de consulta ambulatoria y de guardia. Las crisis parciales, seguidas o no de generalización, pueden sugerir la existencia y localización de un tumor. Estas, ocurren en aproximadamente el 40% de los pacientes con tumores cerebrales primarios y en más del 20% de los pacientes con metástasis cerebrales, especialmente las de melanoma. Aunque el cáncer de pulmón (célula pequeña, adenocarcinoma) y el de mama son las neoplasias que con mayor frecuencia metastatizan a este nivel. Las metástasis (MTS) cerebrales son los tumores más frecuentes del SNC. Se producen por diseminación de las células tumorales por vía hematógena, y su localización más frecuente es la unión córtico-subcortical de los hemisferios cerebrales. La técnica diagnóstica de elección es la RM craneal con contraste. En la actualidad no se dispone de tratamientos con intención curativa, pero las modalidades terapéuticas empleadas han demostrado beneficio en términos de supervivencia y mejoría funcional. El tratamiento óptimo de las MTS cerebrales depende de su número, tamaño, localización, actividad del cáncer sistémico, situación funcional del paciente y comorbilidad.

La incidencia de las crisis varía dependiendo de la edad, localización, el grado y tipo histológico. Y un factor de riesgo añadido es la cirugía.

EXPOSICIÓN DEL CASO

Se trata de una mujer de 81 años con adenocarcinoma de recto diagnosticado en el 2008, IQ y QT y posteriores controles sin nuevos hallazgos. Resto sin interés. Acude a consulta por cuadro de 5 minutos de movimientos espásticos de la pierna derecha, que no consigue controlar y se resuelven espontáneamente. En la actualidad asintomática, sin focalidad neurológica. Dada la sospecha de crisis parcial se decide interconsulta preferente al servicio de neurología. Ese mismo día avisan desde domicilio por nueva crisis. A nuestra llegada se objetivan movimientos tónico clónicos de extremidades derechas que ceden tras la administración i.v. de 2 mg de Diazepam y se traslada al hospital.

La paciente esta hemodinamicamente estable. Afebril. AC: Taquicardica a 100 lpm. Sin soplos. AP: MVC. NRL: Pupilas isocoricas normorreactivas. Pares craneales normales. Fuerza de EESS: ESD 4/5; ESI 5/5; EEII: EID 2/5, EII 5/5. Sensibilidad conservada

En el hospital se le realiza analítica con hemograma, bioquímica y coagulación normales. Y un TAC donde se objetivan lesiones compatibles con metástasis en lóbulo occipital izquierdo y en zona superficial de hemisferio cerebeloso izquierdo.

Por lo tanto; JUICIO DIAGNOSTICO: Crisis epilépticas secundarias a metástasis cerebrales con hemiparesia inferior derecha residual. Y en este caso se decidió optar por tratamiento paliativo.

DIAGNOSTICO DIFERENCIAL

-Ataques isquémicos transitorios, drop-attacks.

-Migrañas con aura

-Movimientos anormales: discinesias paroxísticas yatrógenas (antidopaminérgicos)

-Psicógenas (pseudocrisis)

-Trastornos metabólicos/endocrinos: hipoglucemia, hipocalcemia, hipercalcemia, disfunción tiroidea, porfiria o feocromocitoma

CONCLUSIÓN

Es obligado descartar la presencia de tumores cerebrales en cualquier cuadro comicial, aún sin alteraciones neurológicas previas y sospechar la implantación metastásica en caso de convulsiones cuando el enfermo tiene una historia oncológica conocida.

Por lo tanto, a todo paciente adulto con historia oncologica y una primera crisis comicial debe efectuarse una TC, que convendría fuese urgente, ya que se ha encontrado un porcentaje elevado de patología intracraneal susceptible de actuaciones terapéuticas tanto inmediatas como diferidas.

Palabras clave: Crisis Parcial, Metástasis cerebrales, Cerebral tumors.

PREGUNTAS TIPO TEST

1.¿Que tumor metastatiza con mayor frecuencia a nivel cerebral?

a.   Tumor de células pequeñas

b.   Adenocarcinoma de colon

c.   Melanoma

d.   Osteosarcoma

e.   Ninguno

2. ¿Qué tumor primario provoca con mayor frecuencia crisis comiciales secundarias a metástasis cerebral?

a.   Adenocarcinoma de pulmón

b.   Tumor de células pequeñas

c.   Cáncer de mama

d.   Melanoma

e.   Adenocarcinoma de colon

3. ¿Qué factor influye en la aparición de una crisis comicial?

a.   la edad del paciente

b.   la localización de la lesión

c.   el grado

d.   el tipo histológico

e.   todas las anteriores

4. ¿Cuál es la prueba complementaria de elección en urgencias para paciente adulto con una primera crisis comicial?

a.   Electroencefalograma

b.   TAC

c.   RNM

d.   a+b

e.   b+c

5. ¿Qué factor no influye en el tratamiento de las metástasis cerebrales?

a. En el número de MTS

b. En el tamaño

c. En la localización de la lesión

d. En la situación funcional del paciente y comorbilidad

e. Todos los factores influyen en el tratamiento

BIBLIOGRAFÍA

1.Jimenez Jimenez FJ, Molina Arjona JA, Zancada F, Santos J, Roldán Montaud A, Fernández Ballesteros A. Etiologia de la epilepsia de comienzo tardío. Estudio prospectivo en un área de salud rural. Med Clin (BARC) 1990; 94:521-524.

2.Perez Lpez JL, Longo J, Quintana F, Diez C, Berciano J. Late onset epileptic seizures. A retrospective studyof 520 patients. Acta Neurol Scand 1985; 72: 380-384.

3.Lominchar J, Moya G. Las crisis epilépticas de comienzo tardío. Rev Clin Esp 1981; 163: 169-171.

REPOSO FÍSICO Y TROMBOEMBOLISMO PULMONAR

Autor: Carmen Fuentes Sainz

INTRODUCCIÓN

El tromboembolismo pulmonar (TEP) es una complicación de la trombosis venosa profunda (TVP). Se produce como consecuencia de la migración hasta el árbol arterial pulmonar de un trombo procedente del territorio venoso, generalmente del sistema venoso profundo de las extremidades inferiores (EEII).

Ambas expresiones clínicas, TEP y TVP, constituyen la enfermedad tromboembólica venosa (ETV).

Su incidencia se sitúa en torno a un caso por cada 1.000 personas y año, y aumenta con la edad hasta llegar a un caso por cada 100 personas y año a los 85 años;con una recurrencia a los 6 meses de aproximadamente el 7% de los casos, sobre todo en pacientes con cáncer.

Los factores que más predisponen a desarrollar TVP son la inmovilización y la cirugía. Además la obesidad, los anticonceptivos orales (ACO) y los viajes de larga duración son factores de riesgo adicionales, es decir, aumentan la incidencia de ETV en presencia de otros factores de riesgo.

En la consulta de atención primaria debemos conocer los factores de riesgo de la ETV y sospecharlo ante la presencia de clínica compatible.

EXPOSICIÓN DEL CASO

Mujer de 75 años, sin alergias medicamentosas conocidas.

Como antecedentes personales presenta:

-Hipertensión arterial (HTA)

-Dislipemia (DLP)

-Enfermedad por reflujo gastroesofágico (ERGE) con faringitis crónica secundaria;

-Tratamiento: Sutril 5 mg 1-0-0; Liplat 20mg 0-0-1; Omeprazol 40 0-0-1

Quince días antes del ingreso sufrió un esguince del tobillo izquierdo, permaneciendo en reposo absoluto durante cuatro días. Desde hace dos días presenta dolor en hemitórax izquierdo de características pleuríticas, tos y expectoración hemoptoica, además de febrícula. No refiere disnea.

En la exploración física presenta:

Tensión Arterial 100/60 mmHg; Frecuencia Cardiaca 66 lpm; Tª 37,7 ºC

Consciente y orientada. Buen estado general. Eupneica. Presión venosa yugular normal. Frecuencia Respiratoria 13

Auscultación Cardiaca : rítmica, sin soplos

Auscultación Pulmonar: murmullo vesicular conservado

Abdomen: Blando, depresible, no doloroso.

EEII: No edemas. Homans negativo. Pulsos +

Ante la sospecha de TEP realizamos las siguientes pruebas complementarias:

-Hemograma: Leucocitos 10.400 (N 60%), plaquetas 128.000; Actividad de protrombina 77%; Dímero D 610

-Gasometría arterial: ph 7,45; pCO2 37; pO2 68; Bic. 25. Sat O2 93%

-ECG: ritmo sinusal a 66 lpm

Presenta datos de hipoxemia y dímero D mínimamente elevado acompañado de clínica compatible con TEP por lo que derivamos al servicio de urgencias hospitalarias donde realizan más pruebas:

-Rx Tórax: aumento de densidad en base izquierda (Imagen 1: Joroba de Hampton)

-AngioTAC torácico: signos de TEP aislado en rama lobar inferior izquierda (Imagen 2)

-Eco-doppler de extremidades inferiores: no se observan signos de TVP

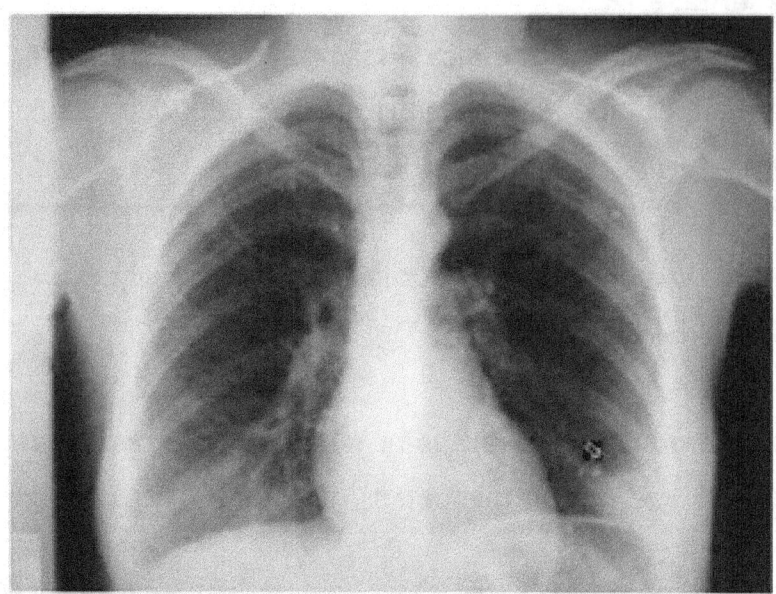

Imagen 1: Joroba de Hampton (flecha)

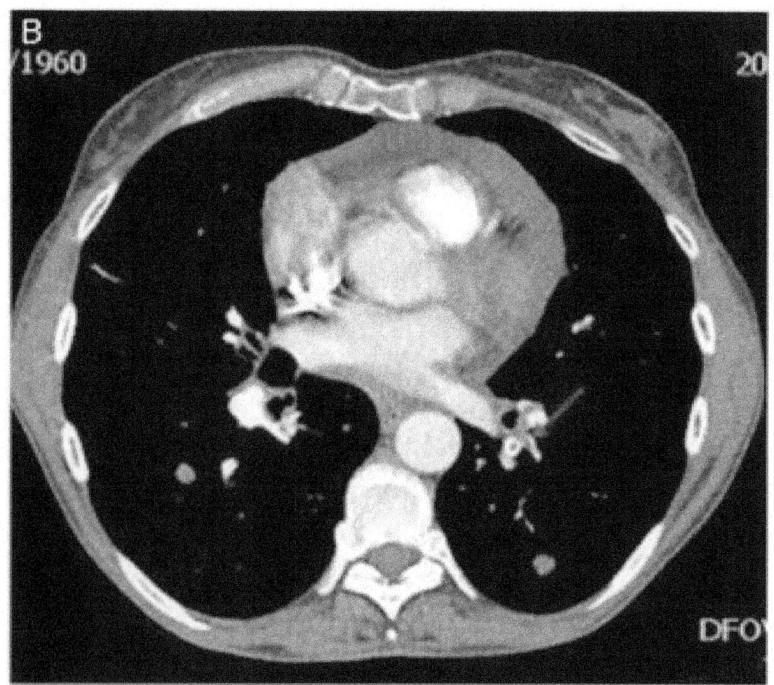

Imagen 2: Angio-TAC torácico; la flecha indica el probable defecto de llenado parcial

DISCUSIÓN Y CONCLUSIÓN

El tromboembolismo pulmonar es la tercera causa de muerte en los hospitales y sin tratamiento tiene una mortalidad del 30%.

En la consulta de atención primaria debemos estar atentos a los signos de alarma que refiera el paciente para poder diagnosticar la enfermedad.

En nuestro caso se trata de una paciente que ha permanecido en reposo absoluto cuatro días, y que posteriormente presenta dolor en hemitórax izquierdo, tos, esputos hemoptoicos y febrícula.

Todos estos datos nos tienen que llevar a sospechar la enfermedad y a solicitar las pruebas diagnósticas necesarias (analítica, ECG, Rx tórax, Dímero D, Angio TAC…).

La paciente fue ingresada en el hospital con tratamiento anticoagulante con el que permanece en la actualidad, evolucionando adecuadamente, actualmente asintomática.

JUICIO CLÍNICO

Tromboembolismo pulmonar con infarto pulmonar en el contexto de reposo físico

DIAGNÓSTICO DIFERENCIAL

El diagnóstico diferencial del TEP depende de la forma clínica de presentación:

1- Cuando se presenta como pequeños TEP repetidos asintomáticos, que terminan produciendo disnea de esfuerzo severa, y hallazgos electrocardiográficos de hipertrofia de ventrículo derecho, se debe distinguir de otras causas de cor pulmonale, especialmente de la hipertensión pulmonar primaria.

2- Cuando cursan con condensación pulmonar y/o derrame pleural, hay que hacer el diagnóstico diferencial con procesos infecciosos sobre todo las neumonías y el empiema.

3- Cuando se presentan como disnea de inicio súbito o dolor torácico, lo haremos con el neumotórax, la cardiopatía isquémica aguda, taquiarritmias secundarias a diversa patología y la pericarditis.

Palabras clave: Disnea, reposo, dolor torácico, dímero D

PREGUNTAS TEST

1- La prueba diagnóstica con mayor valor predictivo negativo en el caso del TEP es:

a- TAC helicoidal

b- Ecografía MMII

c- Resonancia Magnética Nuclear

d- Dímero D

e- Gammagrafía pulmonar

2- La duración de la profilaxis secundaria en el TEP es de:

a- 3 meses

b- 6 meses

c- 9 meses

d- 12 meses

e- 24 meses

3- Entre los factores de riesgo para desarrollar un TEP se encuentran:

a- Reposo

b- Neoplasia

c- Tratamiento con Anticonceptivos orales

d- Obesidad

e- Todos son ciertas

4- El síntoma más frecuente del TEP en incidencia es:

a- Disnea

b- Dolor torácico

c- Hemoptisis

d- Tos

e- Ninguno de los anteriores

5- El tratamiento con trombolíticos está indicado en:

a- En todos los casos de TEP

b- En casos de TEP de repetición

c- En casos de TEP bilaterales

d- En inestabilidad hemodinámica

e- En ninguno de los anteriores

BIBLIOGRAFÍA

1- F. Uresandi (coordinador), J. Blanquer, F. Conget, M.A. de Gregorio, J.L. Lobo, R. Otero, E. Pérez Rodríguez, M. Monreal(colaborador) y P. Morales (colaboradora) Guía para el diagnóstico, tratamiento y seguimiento de la tromboembolia pulmonar. Arch Bronconeumol 2004;40(12):580-94

2- Ó. Esteban-Jiménez, L. Velázquez-Lupiáñez, M.C. Martínez-Raposo Piedrafita y A.D. Cebollada-Gracia. Tromboembolismo pulmonar en atención primaria. Elsevier Semergen. 2013;39(3):175-178

3- Parrilla Ruiz F, Vargas Ortega D, Cárdenas Cruz D, Martínez Cabezas S, Cárdenas Cruz A, Díaz Castellanos MA. Prevención desde atención primaria de la trombosis venosa profunda. Medicina de Familia (And) 2003; 3: 177-183

SOLUCIONES: 1d; 2b; 3e; 4a; 5d.

LIPOMA INTRACALCÁNEO. DOLOR OSEO QUE ENGAÑA

Autor: Izaguirre Martínez Yusimy

INTRODUCCIÓN

El médico de atención primaria podrá en su práctica cotidiana ver con relativa frecuencia las patologías dolorosas de los pies e incluso algunas de ellas pueden provocar distintos grados de incapacidad en los pacientes. Lo habitual y lógico cuando elaboramos juicios diagnósticos es comenzar por lo más frecuente, pero puede suceder que ese porciento a veces pequeño de enfermedades infrecuentes se presenten en nuestra práctica habitual, para eso es necesario contar con una gama de diagnósticos diferenciales y sobre todo una alerta que debe poner luz roja en la cronicidad del dolor.

El lipoma intracalcáneo (LI) es un raro tumor primario del hueso, tiene una incidencia de 0,1 % de la totalidad de los tumores óseos primarios, suele situarse en el cuello-cuerpo del calcáneo, denominado triángulo de Ward por su poca densidad trabecular. Está formado por tejido adiposo maduro benigno, no mostrando predilección por sexo ni edad, aunque habitualmente son diagnosticados entre la cuarta y quinta década de la vida. Se pueden presentar con dolor talar o ser asintomático y descubrirse como un hallazgo radiológico incidental. Esta lesión suele tener un diagnóstico retrasado, dada la lenta progresión de los síntomas.

CASO CLÍNICO

Paciente masculino de 52 años, sin antecedentes de traumatismos previos que acude por tercera ocasión a consulta del centro de salud por dolor en zona del calcáneo derecho. El paciente había sido diagnosticado de espolón calcáneo para lo cual llevaba tratamiento analgésico y antiinflamatorio que fue modificado durante sus visitas al centro.

Al interrogatorio:

Describe un dolor a nivel del calcáneo derecho de aproximadamente tres meses, que aumenta con el apoyo y la marcha, siendo más tolerado al principio de la clínica pero con empeoramiento en el último mes, a pesar del tratamiento pautado por su médico.

Examen Físico:

Dolor significativo a nivel del cuerpo del calcáneo, sin edema o cambios de coloración a este nivel.

Teniendo en cuenta la cronicidad y características del dolor se decide solicitar radiografías de la zona.

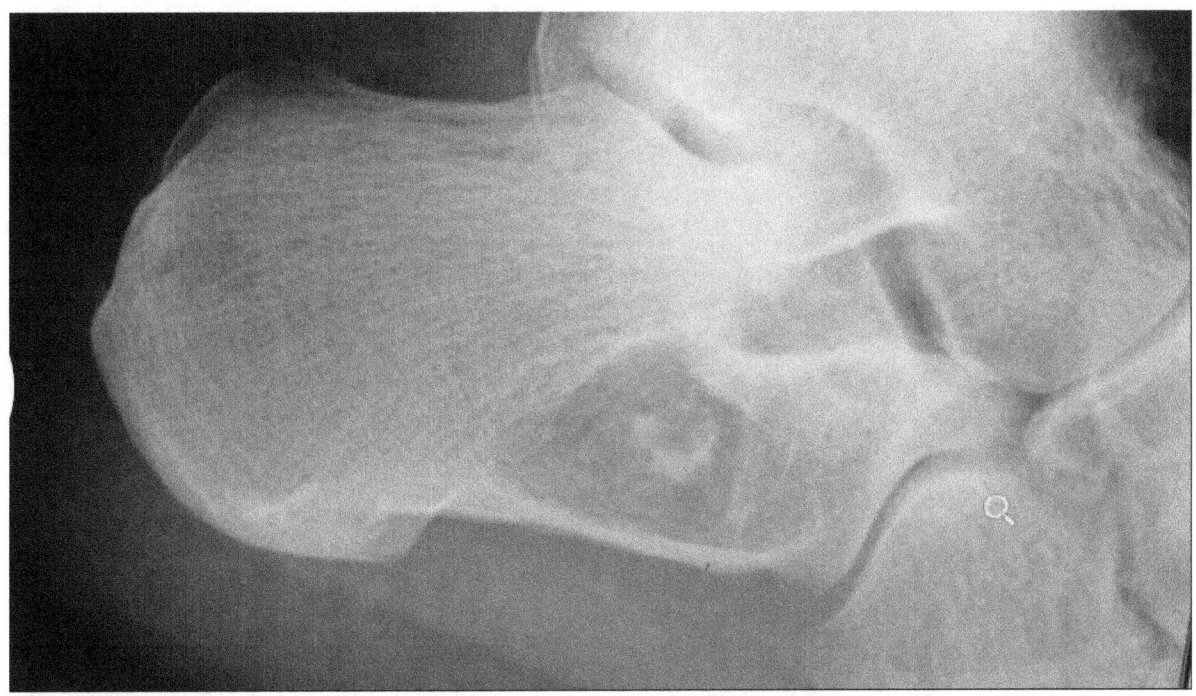

Imagen 1

Se aprecia lesión ósea con bordes bien definidos a nivel del calcáneo derecho.

Ante el hallazgo radiológico se aumenta la pauta analgésica con el objetivo de lograr alivio de los síntomas y solicitamos valoración por el servicio de traumatología. Posteriormente se completó el estudio de la lesión con pruebas de imágenes que se describen a continuación:

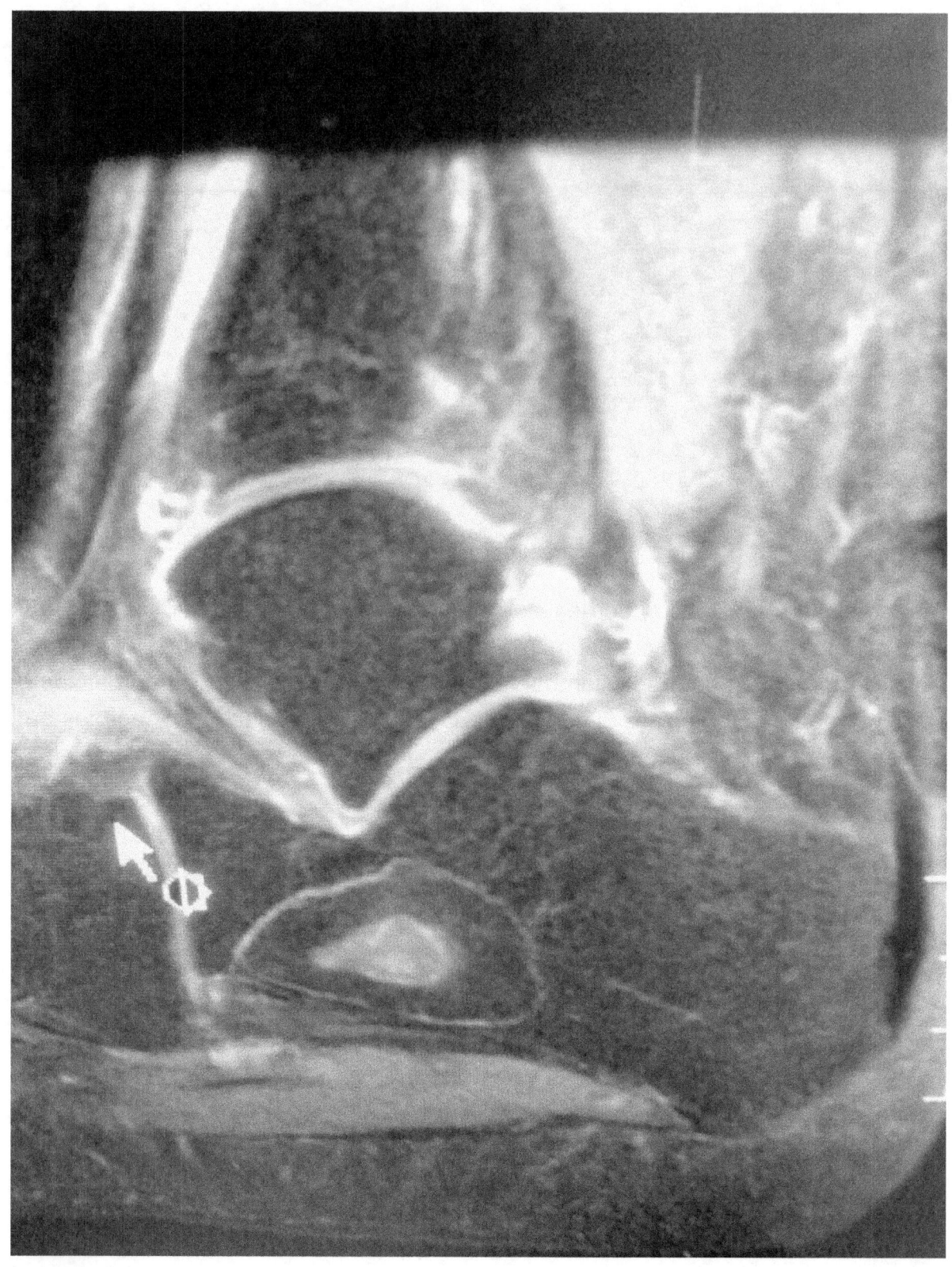

Imagen 2

Tomografía que muerta lesión en el calcáneo de contornos bien definidos y bordes escleróticos de 2,7 x 2,9 con hipodensidad periférica, compatible con lipoma intraóseo.

Tras la valoración con pruebas de imágenes el servicio de traumatología decide realizar biopsia quirúrgica y legrado de la zona para confirmación diagnóstica.

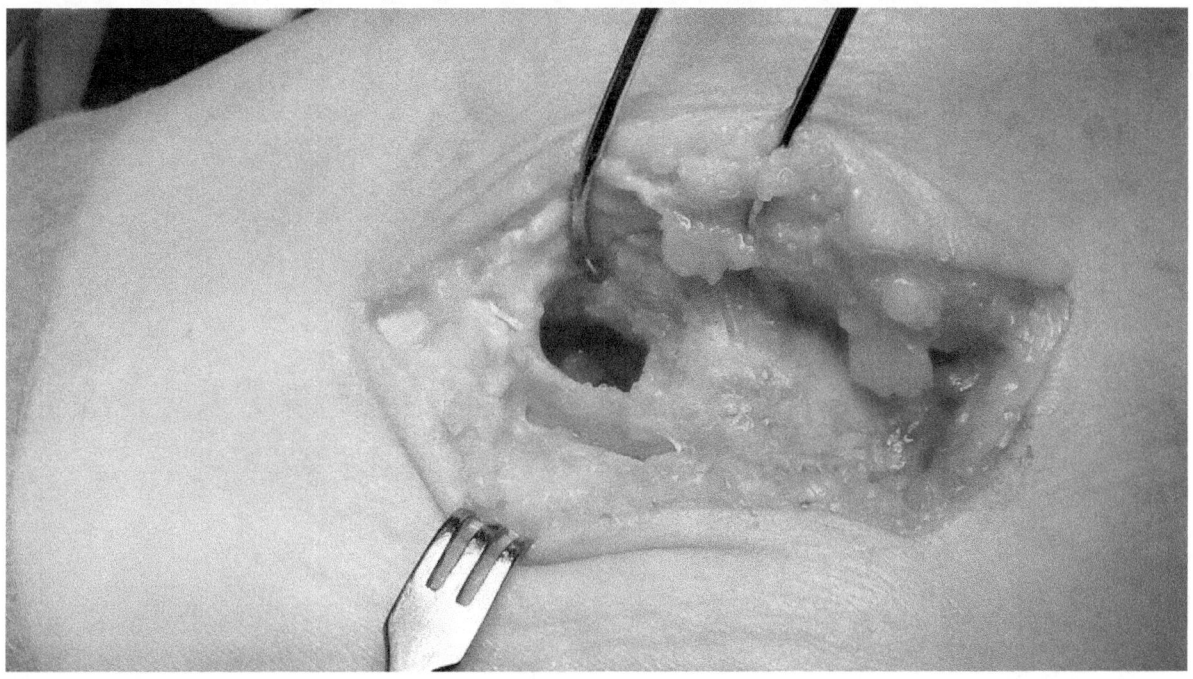

Imagen 3

Cavidad a nivel del calcáneo, posterior a realizarse la toma de muestra y legrado de la zona tumoral.

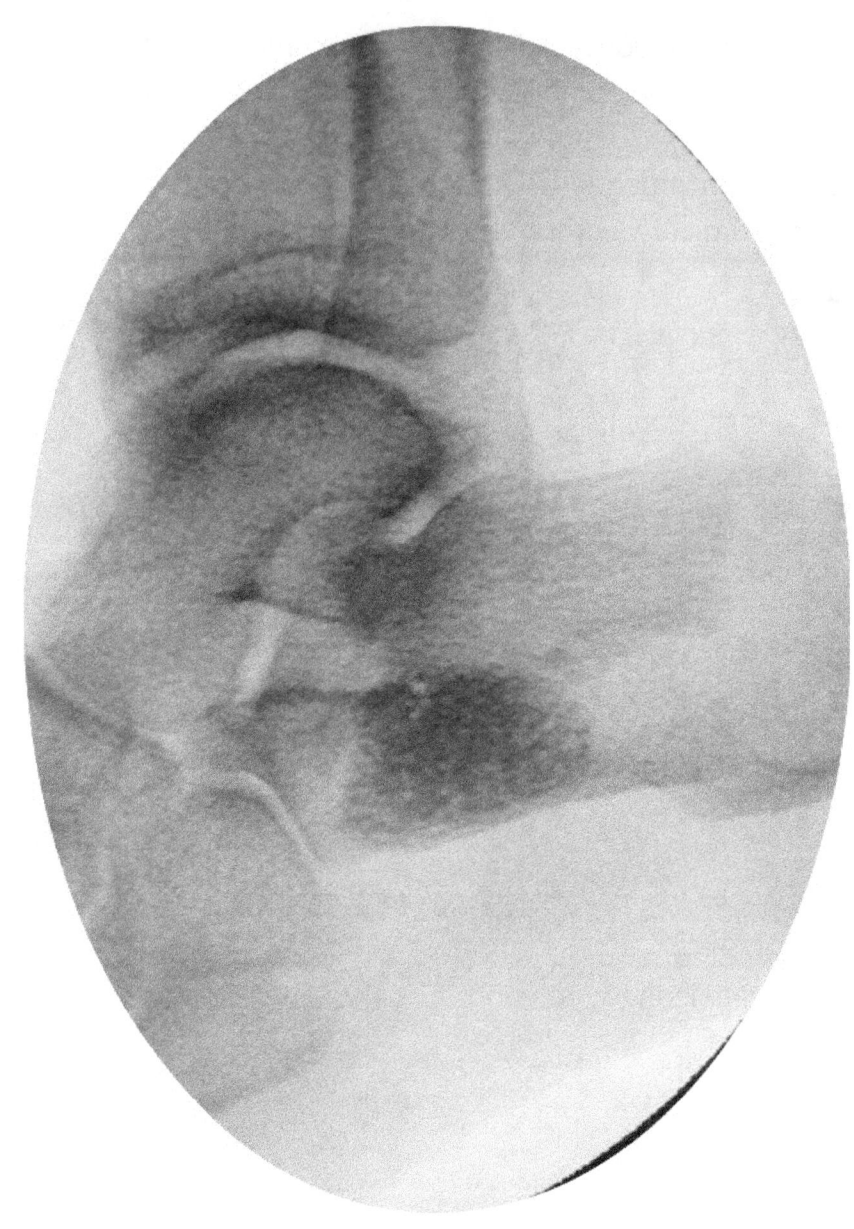

Imagen 4
Relleno de la cavidad con sustitutos óseos

DISCUSIÓN Y CONCLUSIONES

El Lipoma intraóseo es de etiología desconocida, se han considerado varias teorías entre ellas las traumáticas, infecciosas o infarto óseos con metaplasia de la grasa, sin embargo en la actualidad la mayoría de los autores creen que el LI es un tumor primario del tejido graso medular.

A pesar de que los LI son descubiertos de manera accidental, el dolor ha sido reportado en el 66% de los casos.

El LI a nivel del calcáneo puede aparecer en el 8 % de todos los casos y aunque suele aparecer como un tumor solitario se han reportados varios casos en la literatura donde aparecen múltiples lipomas afectando más de diez huesos en el mismo paciente.

La apariencia radiográfica de los LI compuestos únicamente de grasa no es específica y comparte características con otros tumores óseos, por lo que se pueden requerir estudios de la lesión con otros medios diagnósticos, lo que nos harían llegar a un diagnóstico definitivo.

Diagnóstico diferencial: Infarto óseo, Displasia fibrosa, Quiste óseo simple aneurismático, Encondroma, Fibroma condroximoide.

PREGUNTAS TIPO TEST

1)Señale con verdadero o falso la respuesta que considere correcta:

a.El lipoma intracalcáneo es un tumor óseo que diagnosticamos con mucha frecuencia en consulta.

b.El lipoma intracalcáneo es un raro tumor primario del hueso que tiene una incidencia de 0.1%

c.El sitio donde con más frecuencia puede aparecer esta lesión ósea es el seno del tarso.

d.Este tumor está formado en su totalidad por tejido óseo.

2)Señale con verdadero o falso la respuesta que considere correcta:

a.Cuando el lipoma intraóseo se presenta a nivel del hueso calcáneo el dolor suele aparecer a nivel interfalángico con irradiación talar.

b.El lipoma intraóseo solo afecta a hombres.

c.Esta lesión suele tener diagnostico retardado.

d.El diagnostico de está lesión ósea suele realizarse en la segunda década de la vida.

3)Señale con verdadero o falso la respuesta que considere correcta:

a.La principal etiología del lipoma intraóseo es la infecciosa.

b.La principal etiología es desconocida, aunque se considera actualmente que es un tumor primario de tejido graso medular.

c.Nada de lo anterior es cierto la única etiología del lipoma intraóseo es traumática.

d.Está lesión tiene un alto grado de malignidad.

4)Señale con verdadero o falso la respuesta que considere más correcta:

a.La radiografía no se considera la primera prueba de imagen para llegar al diagnostico presuntivo del lipoma intraóseo.

b.La radiografía es la principal prueba de imagen para llegar al diagnóstico definitivo.

c.Aunque no es la prueba de imagen ideal para llegar a un diagnostico concluyente, la radiografía como recurso al alcance del médico de atención primaria nos permite orientarnos en los posibles diagnósticos.

d.Nunca se debe indicar tomografía ósea o resonancia a pacientes con posible diagnostico de lipoma intraóseo,pues seria un gasto de recursos innecesarios ya que con lo radiografía es suficiente.

5)Señale con verdadero o falso la respuesta que considere más correcta:

a.El lipoma intraóseo del calcáneo se presenta en la totalidad de los casos de manera asintomática.

b.La mayoría de los lipomas intraóseos son descubiertos de manera accidental.

c.El principal signo clínico de está enfermedad es la fiebre.

d.El dolor ha sido reportado en el 25% de los casos.

BIBLIOGRAFÍA

Murphey M,Carroll J,Flemming D,Pope T,Gannon F, Kransdorf M.From the archives of the AFIP: beningn musculoskeletal lipomatous lesions.Radiographics: 2004;24:1433,66

Resnick D.Tumor and Tumor,Like disease.In:Resnick D,eds.Diagnosis of bone and joint dodderers.4 th ed.Philadelphia,Pa:Saunders,1995;3745,4128.

Kransdorf M,Peterson J,Bancroft L.MR imaging of the knee:Incidental.Osseous Lesions:Radiol Clin N Am 2007;45:943,945

MedicinaCERO

ATENCIÓN PRIMARIA Y URGENCIAS

MEDICINACERO.COM